中医临床经典丛书

脉贯

清·王贤◎著辑

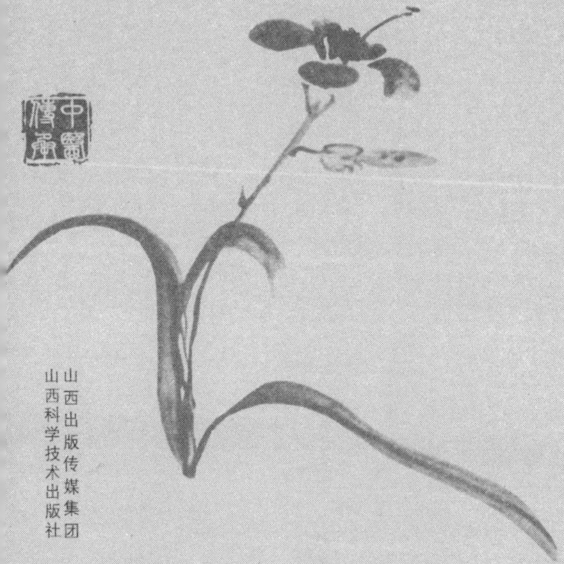

山西出版传媒集团
山西科学技术出版社

序

盖闻乾坤合德，三才成焉；阴阳合理，万物育焉。故天道则四时行，地道则万物生，人道则赞天地之化育。是故先圣以性道而帅天下之仁义，轩岐以药石而治世人之沉疴，然即大矣哉！

医之时，用也。独是医之为学莫难于察病机，更莫难于明脉理，故曰脉之理渊，最难言也。昔在黄帝生而神灵，犹曰若窥深渊而迎浮云。叔和有绝人之识，纂《灵》《素》《难经》为《脉经》，而云胸中了了，指下难明。叔微有颖悟之智，而云脉之理微，幽而难明。吾意所解，口莫能宣也。繇是观之，古先圣贤，生而知之者犹有难之，而况于后学，有困而不学者乎？推其意也，徒假岐黄之术以为射利之资，岂有济世扶危之深心，寿国寿民之愿乎？

王君世瞻，习见此风，能深悯恤，因手著《脉贯》一书，稍佐渡世之津梁，而为俗学之指南也。将见是书一经问世，则折衷有自，苍生得幸，实盛世寿国寿民之一助也。余则披览之余，其中发奥阐微，条分缕析，实继启先贤，发明后学，真可谓医学之条目，脉理之纲领也。融会贯通，则表里精粗无不到，而全体大用无不明矣。苟非格物致知者孰能之乎？噫！先生乃天民之先觉者也，今将以斯道觉后觉也。

时康熙辛卯岁仲冬月桐溪年

家眷同学弟颜福濬湖氏书于陋巷居

自　序

古今医学典籍浩繁，病机脉理幽深。夫医学之要莫先于切脉，然脉理之精微，奥蕴难明，是非难辨。先哲每多明论，殚其奥蕴，辨其是非，但各著一书，尚未能互相阐发耳。然则其微言妙义载在诸书，散漫难稽矣，苟非潜心笃学，博览群书，乌能洞其玄微？况有似是而非之论难明，又有数候俱见，异病同脉之惑难识，使后学之士竟惘然莫辨。若切脉不真，则病之虚实不能灼见，未有不攻补之妄施者也。此则失之毫厘，差于千里，安能起沉疴而掺司命之权乎？

余不揣谫陋，纂集《脉贯》一书，采集群书，芟其繁芜，纂其奥旨，更以前贤所未发者，略陈管见，以补未备。其中互相阐发，剖析明尽，虽脉理幽深而难明，精微实可一理以贯通。苟熟读而深思，旁通而触类，自有神明之妙，不至迷途窘步，而莫知适从也已。

吾知是书之辑成，或不能不贻笑于高明，然以济世生人之意，亦未必无小补云尔。

时康熙庚寅岁暮春月谷旦桐溪王贤世瞻氏书于盛德堂

凡 例

一、诸家脉书非繁而不快，即简而多漏者也，况又每多偏误，恒少辨论，唯《脉经》《脉学》《脉鉴》《正眼》《刊误》《枢要》论穷奥蕴，辨误精明。是集祖述六书，芟其繁芜，纂其奥论，洗尽浮词，独存精要，而又博采群书，摘其奥旨。更以前贤所未发者，略陈管见，以补未备，使脉理有指南，后学有入门，可一览无余，更不必他求矣。

二、古今脉书辄得随文附和雷同，美恶杂陈，是非莫辨。岂知古人之论有得有失，不有褒贬，何以垂训？兹集中汇诸书之微论，采百家之创旨，互相阐发，其是非得失一一剖析明尽，非敢以前人之论妄肆讥议，正恐立言之误致遗祸后人。即张子和所云：昔人有一误，苟不正其非，即流为千百世之害。则美刺昭然，不可谓非考镜得失之一助也。

三、脉法皆采摭王叔和，《脉经》要旨以为提纲，继之以历代名贤可法之语，以互相阐发，间或附以己意，补其未备，以申明先哲言不尽意之义。非敢自以为是，烦贤者斥正之，勿诮愚之狂妄也，幸甚。

四、脉法头绪繁多，小有不当，同于操刃，正所谓失之毫厘，差于千里。兹者条分缕析，简要详明，辟千年之蓁芜，张暗室之明灯。

五、脉书著述虽多，纷然不能划一，若不折其衷而为之定论，则后学莫可适从。余不揣谫陋，逐一考究《内经》，汇群贤之确论，取惠源发明、濒湖二十七脉而扩充之，条分缕析，发明而辨误，贯释而参治；更有精微妙义，有杂出于残篇断简者，有美必收，无微不录；亦博采集以互相阐发，使学者可以触类贯通，庶无望洋问津而莫知适从也已。

六、人之疾病，每感于风寒暑湿燥火六气而成者居多。若察脉不明司天在泉与运气，则病因莫识，是非亦莫辨矣，有何异于山中无历日哉？兹采《内经》司天、在泉、主运、客运、主气、客气、南北二政、司天不应之脉，一一备集。其中苟能神而明之，何虑怪症之莫识，沉疴之难治哉？所谓造化在手，物类听其鲈锤，橐籥在心，乾坤亦任其旋转耳！

七、诊脉而不明十二经络，焉知疾病之在何经？开口动手便错，部分差讹，病源莫辨。舍此有辜，伐彼无过，其不贻致邪失正之祸者几稀矣。兹采《内经》十二经络并图像咸集其中，以便稽考。

八、望、闻、问、切，古人命曰四诊。知切矣而略于三者，犹欲入户而阖门，其可得哉？兹者采经文，集名论，类成一帙，而四诊之法始全。学者尤当孰玩而深味焉。

九、医书但言某病得某脉生，某脉死，而未尝发明注释其所以生死之理。幸《必读》《脉辨》发明而详注，今采二书之注而增补之，使临诊之顷而决断生死不难矣。

十、女科之病情，最隐微而难见，况经期胎产之脉候又与男子之不同。兹者采经文，集名论，类成一帙，以备参考。虽为女科之病情隐微，脉理可以阐发而显明，岂曰女科诚难治哉？

十一、《脉诀》乃高阳生所编，假王叔和之名，其中舛错甚多，此贻误后世之罪岂浅哉？幸元·戴同父刊《脉诀》之误行世已久。今之庸医不能辨《脉廖》之非，仍传诵为家秘，其错误不杀人者几稀矣。予恐后学再为其误，故特表而出之。

十二、先梓《脉贯》问世，从简而易成也。《医学全集》凡六种，《证治汇辨》三十二卷、《医学纂要》十六卷、《女科大全》十八卷、《本草格言》九卷、《经旨》九卷、《脉贯》九卷，其一也，全书共九十三卷。文成亿万，欲为助梓，工力浩繁，众勷未易。故先自《脉贯》始，将为全集之医学嚆矢焉，余将次第共镌成书，合为全璧问世，诚医学一大观也。

十三、《脉贯》之刻，非余志也，而助梓成书尤非予愿。予为经生时，旁及轩岐方术，自甲戌岁焚砚，殚心医学，阅方书千卷，纂著《脉贯》一书，一十八年来稿凡三脱而书成，什袭珍之。初不欲公之世为信货也，偶为朱羽采、程枚吉、钟鸣大三先生赏识，倡为领袖，共勷助梓之举，不欲湮没予数十年著述苦功，为庸医留一千秋镜，为苍生普作大慈航。以致邑中缙绅大夫与姻娅交游，靡不助梓，以勷有成。斯非予一人垂教之私，实诸戚友赞助之功也。敢拉人之美而市己德，以忘所自，因以助梓姓氏分载篇端，并垂不朽云。

桐溪世瞻王贤识

考证书目

《素问》
《灵枢》
《皇甫谧甲乙经》
《扁鹊脉经》
《华佗脉经》
《张仲景脉经》
《王叔和脉经》
《耆婆脉经》
《褚氏遗书》
《巢氏病源》
《外台秘要》
《李勣脉经》
《甄权脉经》
《徐氏脉经》
《许建吴脉经钞》
《张及脉经手诀》
《秦承祖脉经》
《南阳脉说》
《通真子脉要新括》
《刘元宾诊脉须知》
《杨仁斋医脉真经》
《刘三典方脉举要》
《凤髓脉经机要》
《王贶指迷方》
《百会要诀脉经》
《蔡西山脉经》
《李希范脉经》
《李东垣此事难知》
《韩氏脉诀》
《张杲医说》
《青溪子脉诀》
《徐氏指下诀》

《刘开脉诀》
《孙子脉诀论》
《魏伯祖脉论》
《华子颙相色经诀》
《唐强明脉诀要诀》
《王适斋脉诀》
《戴同父脉诀刊误》
《黎民寿脉诀精要》
《崔紫虚脉诀》
《王宗正难经图说》
《滑撄宁诊家枢要》
《章季医经脉要录》
《朱丹溪脉诀图说》
《赵继宗儒医精要》
《杜清碧证论》
《王世相医开》
《刘纯医经小学》
《王尝阐微论》
《张景岳类经》
《马玄台内经发微》
《李濒湖脉学》
《吴鹤皋脉语》
《杨文德太素脉诀》
《彭用光太素脉》
《王念西证治准绳》
《徐春甫古今医统》
《龚廷贤古今医鉴》
《张三锡医学六要》
《卢不远芷园臆稿》
《喻嘉言医门法律》
《张卿子心远堂要旨》
《潘邓林医灯续焰》
《李士材诊家正眼》
《李辰山脉诀汇辨》
《王惠源四诊脉鉴》
《证治汇辨》（嗣出）
《医学纂要》（嗣出）

目　录

卷　一

提纲论

《经》曰：调其脉之缓、急、大、小、滑、涩而病变定矣。盖谓六者足以定诸脉之纲领也。又曰：小、大、滑、涩、浮、沉。《难经》则曰：浮、沉、长、短、滑、涩。仲景曰：弦、紧、浮、沉、滑、涩，此六者名为残贼，能为诸脉作病。滑伯仁曰：提纲之要不出浮、沉、迟、数、滑、涩之六脉。夫所谓不出于六者，亦其足统表、里、阴、阳、虚、实，冷热风寒湿燥，脏腑血气之病也。浮为阳为表，诊为风为虚；沉为阴为里，诊为湿为实；迟为在脏，为寒为冷；数为在腑，为热为燥；滑为血有余；涩为气独滞。

此诸说者，词虽稍异，义实相通。若以愚意论之，不出表、里、寒、热、虚、实六者之辨而已。如浮为在表，则散大而芤可类也；沉为在里，则细小而伏可类也；迟者为寒，则徐缓涩结之属可类也；数者为热，则洪滑疾促之属可类也；虚者为不足，则短濡微弱之属可类也；实者为有余，则弦紧动革之属可类也。此皆大概人所易知，然即六者之中复有相悬之要，则人或不能识，似是而非，误非浅矣。

夫浮为表矣，而凡阴虚者脉必浮而无力，因真阴脱于下而孤阳浮于上，是浮不可以概言表而可升散乎？沉为里矣，而凡表邪初感之盛者，阴寒束于皮毛，阳气不能外达，则脉必先沉紧，是沉不可以概言里而可攻下乎？迟为寒矣，而伤寒初退，余热未清，脉多迟滑，是迟不可以概言寒而可温中乎？数为热矣，而凡虚损之候，阴阳俱亏，气血败乱者，脉必急数，愈数者愈虚，愈虚者愈数，是数不可以概言热而可寒凉乎？微细类虚矣，而痛极壅闭者，脉多伏匿，是伏不可以概言虚而可骤补乎？洪弦类实矣，而真阴大亏者，必关格倍常，是弦不可以概言实而可消之乎？乃知诊法于纲领之中而复有大纲领者存焉。设不能以四诊相参，而欲孟浪任意，未有不覆人于反掌间者。

脉有亢制论

《经》曰：亢则害，承乃制。言太过之害也。此关于盛衰疑似之间，诊者其可忽乎？夫亢者，过于上而不能下之谓也；承者，受也，亢极则反受制也。如火本克金，克之太过则为亢，而金之子为水可以制火，乘其火虚来复母仇，而火反受其制矣。比之吴王夫差起倾国之兵以与晋争，自谓无敌，越王勾践乘其空虚已入国中矣。

在脉则当何如？曰阳盛者脉必洪大，至阳盛之极而脉反伏匿，阳极似阴也。此乾之上九，亢龙有悔也。其证设在伤寒，或因失于汗下，使阳气亢极，郁伏于内，状似阴证，唇焦舌燥，能饮水浆，大便闭硬，小便赤涩，然其脉虽沉，按之着骨，必滑数有力，审其矢气秽臭殊常，或其躁热不欲衣被，或扬手掷足，谵语不休，此阳证何疑？故《经》曰：其脉滑数，按之鼓击于指下者，非寒也。此为阳盛拒阴也。阴盛者脉必细微，至阴盛之极而脉反躁疾，阴极似阳也。此坤之上六，龙战于野也。在伤寒则误服凉药，攻热太速，其人素本肾虚，受寒遂变阴证，逼其浮游之火发见于外，状似阳证，面赤烦躁，大便自利，小便淡黄，呕逆气促，郑声咽痛，然其脉按之必沉细迟微，审其渴欲饮水复不能饮，此阴证何疑？故《经》曰：身热脉数，按之不鼓击于指下者，非热也。此谓阴盛拒阳也。

乃知凡过极者，反兼胜己之化。在于学者之细心揣测，则诸证无不洞其真伪矣。

脉位法天地五行论

北方为坎水之位也，南方为离火之位也，东方为震木之位也，西方为兑金之位也，中央为坤土之位也。人身一小天地，故脉位应之。试南面而立，以观两手之部位，心属火，居寸，亦在南也；肾属水，居尺，亦在北也；肝属木，居左，亦在东也；肺属金，居右，亦在西也；脾属土，居关，亦在中也。

以五行相生之理言之：天一生水，故先从左尺肾水生左关肝木，肝木生左寸心火，心火为君主，其位至高不可下，乃分权于相火，相火寓于右肾，肾本水也而火寓焉，如龙伏海底，有火相随，右尺相火生右关脾土，脾土生右寸肺金，金复生水，循环无穷。此相生之理也。

更以五行相克之理言之：相火在右尺，将来克金，赖对待之左尺实肾水也，火得水制则不乘金矣。脾土在右关，将来克水，赖对待之左关实肝木也，土得木制则不侮水矣。肺金在右寸，将来克木，赖对待之左寸实心火也，金得火制则不贼木也。右手三部皆得左手三部制矣。而左手三部竟无制者，独何欤？右寸之肺金有子，肾水可复母仇，右关之脾土有子，肺金可复母仇，右尺之相火有子，脾土可复母仇。是制于人者，仍可制人，相制而适以相成也，此相克之理也。

因形气以定诊论

逐脉审察者，一成之矩也；随人变通者，圆机之用也。比如浮沉迟数以定表里寒热。此影之随形，复何论哉？然而形体各有不同，则脉之来去因之亦异，又不可执一说以概病情也。何则？肥盛之人气居于表，六脉常带浮洪；瘦小之人气敛于中，六脉常带沉数；性急之人，五至方为平脉；性缓之人，四至便作热医；身长之人，下指宜疏；身短之人，下指宜密；北方之人，每见实强；南方之人，恒多软弱；少壮之脉多大；老年之脉多虚；醉后之脉常数；饭后之脉常洪；远行之脉必疾；久饥之脉必空；室女、尼姑多濡弱；婴儿之脉常七至。故《经》曰：形气相得者生，三五不调者病。其可不察于此乎？

而更有说焉：肥盛之人，虽曰气居于表，浮洪者是其常也，然使肌肉过于坚厚，则其脉之来也，势将不能直达于皮肤之上，反欲重按乃见，若徒守浮洪易见之说，以轻手取之，则模糊细小，本脉竟不能测；瘦小之人，虽曰气敛于中，沉数者是其常也。然使肌肉过于浅薄，则其脉之来也，势将即呈于皮肤之间，反可浮取而知。性急之人，脉数是其常也，适当从容无事，亦近舒徐；性缓之人，脉迟是其常也，偶值倥偬多冗，亦随急数。北人脉强是其常也，或累世膏粱，或母系南产，亦未必无软弱之形；南人脉弱是其常也，或先天禀足，或习耐劳苦，亦间有实强之状。少壮脉大是其常也，夭促者多见虚细；老年脉细是其常也。期颐者更为沉实。室女、尼姑濡弱者是其常也，或境遇优游，襟怀恬憺，脉来亦定冲和；婴儿气禀纯阳，急数者是其常也，或质弱带寒，脉来亦多迟慢。

以此类推，则人身固有一定之形气，形气之中又必随地为之转移，方能尽言外之妙也。

脉无根有两说论

天下之医籍多矣！或者各持一说，而读者不能融会，漫无可否，则不见书之益而徒见书之害矣。

又何贵乎博学哉？即如脉之无根便有两说。一以尺中为根，脉之有尺，犹树之有根。叔和曰：寸关虽无，尺犹不绝，如此之流，何忧殒灭？盖因其有根也。若肾脉独败，是无根矣，安望其发生乎？一以沉候为根，《经》曰：诸浮脉无根者皆死，是谓有表无里，孤阳不生。夫造化之所以亘万古而不息者，一阴一阳互为其根也。使阴既绝矣，孤阳岂能独存乎？

二说似乎不同，久而虚心讨论，实无二致也。盖尺为肾部，而沉候之六脉皆肾也。要知两尺之无根与沉取之无根，总为肾水涸绝而无资始之原，宜乎病之重困矣。又王宗正曰：诊脉之法，当从心肺俱浮，肝肾俱沉，脾在中州。则与叔和之守寸关尺奇位以候五脏六腑之脉者大相径庭。不知宗正亦从《经》文“诸浮脉无根者皆死”之句悟入，遂谓本乎天者亲上，本乎地者亲下，心肺居于至高之分。故应乎寸，肾肝处乎至阴之位，故应乎尺，脾胃在中，故应乎关。然能与叔和之法参而用之，正有相成之妙。浅工俗学信此则疑彼者，皆不肯深思古人之推本立说，所以除一二师家接受之外，尽属碍膺。许学士之不肯著书以示后来，乃深鉴于此弊也夫！

冲阳太溪二脉论

夫身之内，不过阴阳为之根蒂。医者唯明此二字，病之吉凶莫不判然矣。《经》曰：治病必求于本。本之为言根也，源也。世未有无源之流，无根之木，澄其源而流自清，灌其根而枝乃茂，自然之经也。故善为医者，必责根本。

而本有先天后天之辨。先天之本维何？足少阴肾是也。肾应北方之水，水为天一之源。后天之本维何？足阳明胃是也。胃应中宫之土，土为万物之母。肾何以为先天之本？盖婴儿未成，先结胞胎，其象中空一茎透起，形如莲蕊，一茎即脐带，莲蕊即两肾也，而命寓焉。水生木而后肝成，木生火而后心成，火生土而后脾成，土生金而后肺成。五脏既生，六腑随之，四肢乃具，百骸乃全。《仙经》曰：借问如何是玄牝？婴儿初生先两肾，故肾为脏腑之本，十二脉之根，呼吸之本，三焦之源，而人资之以为始者也，故曰先天之本在肾。而太溪一穴在足内踝后五分，跟骨上动脉陷中，此足少阴所注，为腧地也。

脾胃何以为后天之本？盖婴儿既生，一日不再食则饥，七日不食则肠胃涸绝而死。《经》曰：安谷则昌，绝谷则亡。犹兵家之有饷道也，饷道一绝，万众立散；胃气一败，百药难施。一有此身，先资谷气。谷入于胃，洒陈于六腑而气至，和调于五脏而血生，而人资之以为生者也，故曰后天之根本在脾。而冲阳一穴在足趺上五寸，高骨间动脉，去陷谷三寸。此足阳明所过，为原之地也（脾胃相为夫妇，故列胃之动脉，而脾即在其中矣）。

古人见肾为先天之本，故著之脉曰人之有尺犹树之有根，枝叶虽枯槁，根本将自生。见脾胃为后天之本，故著之脉曰有胃气则生，无胃气则死。所以伤寒必诊太溪以察肾气之盛衰，必诊冲阳以察胃气之有无，两脉既在，他脉可勿问也。如妇人则又独重太冲者，太冲应肝，在足趾本节后二寸陷中。盖肝者，东方木也，生物之始。又妇人主血，而肝为血海。此脉不衰，则生生之机犹可望也。

脉有不可言传论

脉之理微，自古记之。昔在黄帝，生而神灵，犹曰"若窥深渊而迎浮云"。许叔微曰"脉之理幽而难明"。吾意所解，口莫能宣也。凡可以笔墨载，可以口舌言者，皆迹象也。至于神理，非心领神会乌能尽其玄微？如古人形容胃气之脉，而曰不浮不沉，此迹象也，可以中候求也；不疾不徐，此迹象也，可以至数求也。独所谓意思欣欣，悠悠扬扬，难以名状。非古人秘而不言，欲名状之而不可得，姑引而不发，跃如于言词之表，以待能者之自从耳。东垣至此亦穷于词说，而但言脉贵有神。唯其神也，故不可以迹象求，言语告也。又如形容滑脉，而曰替替然如珠之圆转；形容涩脉，而曰如雨沾沙；形容紧脉，而曰如切绳转索；形容散脉，而曰如杨花散漫；形容任脉，而曰寸口丸丸。此皆迹象之外，别有神理。就其所言之状，正唯穷于言语，姑借形似以揣摩之耳。

脉有相似宜辨论

洪与虚，皆浮也。浮而有力为洪，浮而无力为虚。沉与伏，皆沉也。沉脉行于筋间，重按即见；伏脉行于骨间，重按不见，必推筋至骨乃可见也。数与紧，皆急也。数脉以六至得名，而紧则不必六至，唯弦急而左右弹状如切紧绳也。迟与缓，皆慢也。迟则三至，极其迟慢；缓则四至，徐而不迫。实与牢，皆兼弦大实长之四脉也。实则浮、中、沉三取皆然，牢则但于沉候取也。洪与实，皆有力也。洪则重按少衰，实则按之亦强也。革与牢，皆大而弦也。革则浮取而得，牢则沉取而见也。濡与弱，皆细小也。濡在浮分，重按即不见也；弱主沉分，轻取不可见也。细与微，皆无力也。细则指下分明，微则似有若无，模糊难见矣。促、结、涩、代皆有止者也。数时一止为促；缓时一止为结；往来迟滞，似止非止为涩；动而中止，不能自还，止有定数为代。

脉象论

浮脉法天，轻手可得，泛泛在上，如水漂木。有力洪大，来盛去悠；无力虚大，迟而且柔；虚极则散，涣漫不

收；有边无中，其名曰芤；浮小为濡，绵浮水面；濡甚则微，不任寻按；更有革脉，芤弦合看。

（此以浮脉为纲，而取洪、虚、散、芤、濡、微、革七脉之兼乎浮者统汇于下也。浮脉法天，轻清在上，故轻手即见，与肉分相应，如木之漂于水面也。

洪脉者，如洪水之洪，有波涛汹涌之象，浮而有力，来盛去衰，即大脉也，即钩脉也。

虚脉者，浮而无力，且大且迟也。

散脉者，亦浮而无力，但按之如无，比于虚脉则更甚矣，若杨花飘散之象。

芤脉者，芤草中空状，如葱管浮沉二候易见，故曰有边，独中候豁然难见，正如以指着葱，浮取得上面之葱皮，中取正在空处，沉按之又着下面之葱皮也。无中者，非中候绝无，但比之浮沉则无力也，若泥为绝无是无胃气矣。旧说以前后为两边，与芤葱之义不和。

濡脉者，浮而小且软也。

微者浮而极小极软，比之濡脉则更甚矣。欲绝非绝，似有若无，八字可为微脉传神。

革脉者，浮而且弦，且芤浮多沉少，外急内虚状如皮革。仲景云：弦则为寒，芤则为虚，寒虚相搏，此名曰革。革脉，牢脉皆大而弦，革则浮取而得，牢则沉候而见也。旧以牢革为一脉者，非也。）

沉脉法地，如投水石。沉极为伏，推筋着骨；有力为牢，大而弦长；牢甚则实，愊愊而强；无力为弱，柔小如

绵；细直而饮，如蛛丝然。

（此以沉脉提纲，而取伏、牢、实、弱、细五脉之兼乎沉者统汇于下也。沉脉法地，重浊在下，故重按乃得，与筋骨相应，如石之坠于水底也。

伏脉者，沉之极也，伏于下也。沉脉在筋骨之间，伏脉则推筋着骨，然后可见也。

牢脉者，沉而有力，且大且弦且长也。

实脉者，浮中沉三候皆有力，更甚于牢脉也。

弱脉者，沉而极细软也。

细脉者，沉细而直且软也。）

迟脉属阴，一息三至。缓脉和匀，春柳相似；迟细为涩，往来极滞；结则来缓，止而复来；代亦来缓，止数不乖。

（此以迟脉提纲，而取缓、涩、结、代四脉之兼乎迟者统汇于下也。迟脉者，往来迟慢，为不及之象。

缓脉者，一息四至，往来和匀，春风微吹柳梢，此确喻也，即胃气脉也。

涩脉者，迟滞不利，状如轻刀刮竹，旧称一止复来者，非也。

结脉者，迟而时有一止也。

代脉者，迟而中止，不能自还，且止有定数，如四时之有禅代，不愆其期也，故名曰代。）

数脉属阳，一息六至。往来流利，滑脉可识；有力为紧，切绳极似；数时一止，其名为促；数如豆粒，动脉

无惑。

（此以数脉提纲，而取滑、紧、促、动四脉之兼乎数者统汇于下也。数脉者，往来急数，为太过之象。

滑脉者，滑而不滞，如珠走盘也。

紧脉者，紧急有力，左右弹手，切绳者喻其紧，亦喻左右弹也。

促脉者，数而时有一止，如疾行而蹶也。

动脉者，形如豆粒，厥厥动摇，两头俱俯，中间高起，故短如豆粒。旧云上下无头尾，则上不至寸为阳绝，下不至尺为阴绝，是死绝之脉，非动脉也。仲景云：阳动则汗出，阴动则发热。由是则寸尺皆有动脉，谓独见于关者误矣。）

别有三脉，短长与弦。不及本位，短脉可原；过于本位，长脉绵绵；长而端直，状类弓弦。

（此短、长与弦三脉，非浮沉迟数可括，故别立于此。短者，短缩之象；长者，相引之象；弦者，劲而端直之象。按戴同文曰：关不诊短。若短脉见于关上，是上不通寸为阳绝，下不通尺为阴绝矣。）

脉有相反宜参论

浮沉者，脉之升降也；迟数者，脉之急慢也；滑涩者，脉之通滞也；虚实者，脉之刚柔也；长短者，脉之盈缩也；洪微者，脉之盛衰也；紧缓者，脉之张弛也；牢革者，脉之内外也；动伏者，脉之出处也；促结者，脉之阴阳也；濡微者，脉之穷于进退者也；芤弦者，脉之见于盛衰者也。

《经》曰：前大后小，前小后大；来疾去徐，来徐去疾；去不盛来反盛，去盛来不盛；乍大乍小；乍长乍短；乍数乍疏。是又二脉之偶见者也。

脉　赋

欲测病兮死生，须详脉兮有灵。（脉理通乎神明，可推测疾病之死生。）左辨心肝之理，右察脾肺之情。（左手寸部胞络与心脉，关部胆脉与肝脉；右手寸部胸中与肺脉，关部胃脉与脾脉也。）此为寸关所主，（已上四脏脉与腑脉主于两手寸口关中。）肾即两尺分并。（肾有两枚，分居两手尺部，左手尺部膀胱、小肠及肾脉；右手尺部大肠与肾脉。）

三部五脏易识，七诊九候难明。（三部寸关尺是也，五脏心肝脾肺肾也，七诊九候见于脉旨论中。）

昼夜循环，荣卫须有定数。（血为荣，气为卫，荣行脉中，卫行脉外，循环无端，一日一夜周于身五十度，故为定数。）

男女长幼，大小各有殊形。（男脉寸强尺弱，女脉寸微尺盛；老人脉濡而缓，幼人脉数而急；肥壮者细实，羸瘦者长大。是各有异形，皆得其正候，故为之平脉，反此者为病脉。）

复有节气不同，须知春夏秋冬。（五日为候，三候为气，三气为一节；一岁三百六十日，共有七十二候，二十四气，八节之令。与夫春夏秋冬四时之更端，各有所生之不同也。）

建寅卯月兮木旺，肝脉弦长以相从。（正月寅，二月卯，足厥阴肝木之旺，木当春而发，故其脉来宜弦长。）

当其巳午，心火而洪。（四月巳，五月午，手少阴心火之旺，火性上炎，故其脉来当洪大而散。）

脾属四季，迟缓为宗。（辰、戌、丑、未之月属四季，足太阴脾土之旺，土性厚重，寄旺于四季，故其脉来应和缓。）

申酉是金为肺，微浮短涩宜逢。（七月申，八月酉，手太阴肺金之旺，金性轻浮，故其脉来短涩而微浮。）

月临亥子，是乃肾家之旺；得其沉细，各为平脉之容。（十月亥，十一月子，足少阴肾水之旺，水性下流，故其脉来沉细而滑。）

既平脉之不衰。（已上五脏之脉，四时随经所旺而不衰，故各得其平。）

反见鬼兮命危。（若心见沉细，肝见短涩，肾见迟缓，肺见洪大，脾见弦长，皆为鬼贼之相克，故为死候。）

子扶母兮瘥速。（若心见缓，肝见洪，肺见沉之类，此子扶养于母，是相生之道，虽病易瘥。）

母抑子兮退迟。（肾病传肝，肝病传心之类，此母来抑子，病虽不死，然稽延难愈也。刘氏曰：即肾得短涩，肝得沉滑，心得弦长，为之虚邪者是也。）

得妻不同一治，生死仍须各推。（我克者为妻，假如心得肺脉，谓夫得妻脉也。然妻来乘夫，虽不为正克，生死各有推断，解见下文。）

假令春得肺脉为鬼，得心脉乃是肝儿，肾为其母，脾则为妻。（五行木火土金水相生也，木土水火金相克也。假如春属木见肺金脉，为克我之鬼也，见心火脉是我生之子也，见肾水脉是我生之母也，见脾土脉是我乘之妻也。）

春得脾而莫疗，冬得心而不治，夏得肺而难瘥，秋得肝亦何疑。（《诀》云：春中若得四季脉不治，多因病自除，是为微邪也，故病不治自愈。此言春得脾而莫疗，反以微邪为可畏何也？盖春中独见脾脉，土乘木衰，土乘则生金来克木故也。假令春中肝脏之脉弦而缓，弦是本脉尚存，虽土脾或乘之，此则为微邪，不足虑也。若本脉全无，而独见脾缓之脉，此为害也。上文所谓得妻不同一治，正此谓与。夏、秋、冬皆以此类推。若本经脉全无，便不可以微邪论，故皆言不可治也。）

此乃论四时休旺之理，明五行生克之义。（此结上文之义。）

患者要知欲死，须详脉之动止。弹石劈劈而又急，解索散散而无聚，雀啄顿来而又住，屋漏将绝而复起。（弹石之脉，若坚硬之物击于石，劈劈然殊无息数，此肝元已绝，胃气空虚故也。解索之脉，犹索之解散，在筋骨上数动散乱而不能复聚，无复次第，缘精枯血竭，心肾俱绝也。雀啄之状，来而急数，连连奏指，忽然顿绝而止，良久准前复来，如雀之啄食，谓来三而去一也。屋漏之状，如屋之漏，滴不相连续，或来或去，良久一滴，于地而四畔溅起之貌，皆缘脾元已败，胃气乏绝，谷气俱尽，故见此两脉也。）

虾游苒苒而进退难寻，鱼跃澄澄而迟疑掉尾。（虾游之脉，沉时忽一浮，若虾之游于水而苒苒然，不动少焉；瞥然惊撞，而去杳然，不见久之，倏而复来。鱼跃又曰鱼翔，浮时忽一沉，其本不动而末强摇，如鱼之游水，身首贴然不动而尾独悠扬。缓摇之状，倏然沉没也。皆缘元气已绝，荣卫两亡，五脏俱败，不日而死矣。）

复有困重沉沉，声音劣劣，寸关虽无，尺犹不绝，往来息均，踝中不歇。如此之流，何忧殒灭。（沉沉，神昏也。劣劣，气少也。无，谓无脉也。不绝，谓犹有脉也。息均，息数调匀也。踝中不歇，谓太溪之脉动而不止也。流，类也。殒，殁也。）

《经》文具载树无叶而有根，人困如斯垂死，乃当更治。（《难经》曰：人之有尺，犹树之有根也。）

重阴重阳论

寸脉浮大，阳也。又兼疾脉，此阳中之阳也，名曰重阳。尺内沉细，阴也。又兼迟脉，此阴中之阴也，名曰重阴。

上部重阳，下部重阴，阳亢阴隔，癫狂乃成。

脱阴脱阳论

六脉有表无里，如濡脉之类，此名脱阴；六脉有里无表，谓之陷下，如弱脉之类，此名脱阳；六脉暴绝，此阴阳俱脱也。《经》曰：脱阴者，目盲；脱阳者，见鬼；阴阳俱脱者，危。

阴阳相乘相伏论

浮取之候，两关之前皆阳也，若见紧、涩、短、小之类，是阳不足而阴乘之也。沉取之候，两关之后皆阴也，若见洪、大、数、滑是阴不足而阳乘之也。阴脉之中阳脉间一见焉，此阴中伏阳也；阳脉之中阴脉间一见焉，此阳中伏阴也。阴乘阳者必恶寒，阳乘阴者必内热。阴中伏阳者期于夏，阳中伏阴者期于冬。以五行之理推之，而月节可期也。

阴绝阳绝论

夫人唇为飞门，齿为户门，会厌为吸门，胃为贲门，太仓下口为幽门，大肠、小肠会为阑门，下极为魄门，此为七冲门。此七门者，一气贯通，无有壅遏，壅遏则气闭而绝矣。

寸口之动脉应之，故寸关尺一脉贯通，无有间绝，间绝则死。寸脉为上，上不至关为阳绝；尺脉为下，下不至关为阴绝。阳绝死于春夏，阴绝死于秋冬。

上下有脉无脉论

经曰：上部有脉，下部无脉，其人当吐，不吐者死。观当吐二字，便得腹中有物填塞，至阴抑遏肝气，而绝升生之化也。故吐之则愈，不吐则暴死矣。若使其人胸中无物可吐，此阴绝于下也，亦是死症。

经又曰：下部有脉，上部无脉，虽困无能为害。所以然者？人之有尺，犹树之有根，枝叶虽枯槁，根本将自生。此虽至理，亦不可执。法曰：上不至关为阳绝，况无脉乎？明者可以悟矣。若覆病人之手而脉出者，此运气不应之脉，非无脉也。

三因脉法论

外伤六气曰外因，脉来浮缓则伤风，病在卫；弦紧则伤寒，病在营；虚弱则伤暑，病在气；沉缓则伤湿，病在肉；长躁则伤燥，病在血；虚数则伤热，病在皮毛。此外邪所干，脉见其情，俱当升散者也。

内伤七情曰内因，脉来虚散，喜伤心也；弦激，怒伤肝也；沉涩，忧伤气也；结滞，思伤脾也；紧促，悲伤肺也；沉弱，恐伤肾也；动摇，惊伤胆也。此内淫所夺，脉见其情，俱当平补者也。

饮食、劳倦、损伤曰不内外因，脉来细数弦滑，则伤饮；短滑疾实，则伤食；沉数顶指，则冷积；弦数弱大，则劳倦极也；微弱伏数，则色欲过也；沉伏滞涩，抑郁甚也。此正气之所夺，脉见其情，久则变为虚劳，俱当调理者也。

从证不从脉论

脉浮为表，治宜汗之，此其常也，而亦有宜下者焉。仲景云：若脉浮大，心下硬，有热，属脏者攻之，不令发汗是也。

脉沉为里，治宜下之，此其常也，而亦有宜汗者焉。少阴病，始得之，反发热，而脉沉者，麻黄附子细辛汤微汗之是也。

脉促为阳，常用葛根芩连清之矣。若脉促厥冷，为虚脱，非灸非温不可，此又非促为阳盛之脉也。

脉迟为寒，常用干姜附子温之矣。若阳明脉迟，不恶寒，身体濈濈汗出，则用大承气，此又非迟为阴寒之脉矣。

四者皆从证不从脉也。世有切脉而不问证，其失可胜言哉！

从脉不从证论

表证汗之，此其常也。仲景曰：病发热头痛，脉反沉，身体疼痛，当救其里，用四逆汤。此从脉之沉也。

里证下之，此其常也。日晡发热者，属阳明；脉浮虚者，宜发汗，用桂枝汤，此从脉之浮也。

结胸证具，常以大、小陷胸下之矣。脉浮大者，不可下，下之则死，是宜从脉而治其表也。

身疼痛者，常以桂枝、麻黄解之矣。然尺中迟者，不可汗，以营血不足故也，宜从脉而调其营矣。

此皆从脉不从证也。世有问证而忽脉者，得非仲景之罪人乎？

卷　二

脉旨论

脉为血脉，气血之先，血之隧道，气息应焉。（脉为气乎？而气为卫，卫行脉外，则知非气矣。脉为血乎？而血为营，营行脉中，则知非血矣。脉为经隧乎？而经隧实繁，则知非经隧矣。善乎！华元化云：脉者，气血之先也。盖人之身，唯是精与气与神三者。精气即血气，气血之先非神而何？人非是神无以主宰血气，保合太和，流行三焦，灌溉百骸，故脉非他，即神之别名也。明乎此则气也、血也，浑沦条析，所谓气如橐籥，血如波澜，一升一降，以成其用而脉道成矣。）

资始于肾，资生于胃，血脉气息，上下循环。（人未有此身，先有此肾，气血藉之以立基，而神依于气，气依于血，血资于谷，谷本于胃。是知胃气充则血旺，血旺则气强，气强则神昌。故曰先天之根本在肾，后天之根本在脾。

脾胃相为夫妻，神之昌否皆以脉为征兆。脉之行也，气行而血随，上下周匝，起伏交会，眴濡守使，各尽其职。)

十二经中皆有动脉，唯手太阴寸口取决。(《难经》曰：十二经皆有动脉，独取寸口何谓也？扁鹊曰：寸口，脉之大会，手太阴之动脉也。以肺为五脏六腑之华盖，布一身之阴阳，居于至高之位，凡诸脏腑皆处其下。肺系上连喉咙吭嗌，以通呼吸，肺主一身之气，气非呼吸不行，脉非肺气不布故耳。《素问》曰：饮食入于胃，游溢精气，上输于脾，脾气必归于肺，而后行于脏腑营卫。乃知五脏六腑之气味皆繇胃入脾，繇脾入肺，此地道卑而上行也。繇肺而分布于脏腑，此天道下济而光明也。土居中而为金之母，系诸脉之根；肺居高而有君之象，布诸脉之令。故曰肺朝百脉，而寸口为之大会，犹水之朝宗于澥也。

脉之行于十二经络者，即手足三阴三阳之经脉也。《难经》曰：经脉十二，络脉十五，何始何终也？然。经脉者，行血气，通阴阳，以荣卫于一身者也。其始中焦，注手太阴肺，手太阴肺注手阳明大肠，手阳明大肠注足阳明胃，足阳明胃注足太阴脾，足太阴脾注手少阴心，手少阴心注手太阳小肠，手太阳小肠注足太阳膀胱，足太阳膀胱注足少阴肾，足少阴肾注手厥阴心包，手厥阴心包注手少阳三焦，手少阳三焦注足少阳胆，足少阳胆注足厥阴肝，足厥阴肝还复注手太阴，是谓一周也。)

诊人之脉，令仰其掌，掌后高骨，是名关上，审位既确，可以布指，疏密得宜，长短不失。(凡诊脉者，令人仰手，医者覆手诊之，掌后有高骨对平处谓之关上，看定部位，徐以中指先下于关部，次以食指下于寸部，次以无名指下于尺部。人长则下指宜疏，人短则下指宜密。）

布指轻重，各有不同，曰举按寻，消息从容。（看脉唯在指法之巧。大法轻手循之曰举，重手取之曰按，不轻不重，委曲求之曰寻。极须体认，如举必先按之，按则必先举之；以举物必自下而上，按物必自上而下也。则举中有按，按中有举，抑扬反复，而寻之义尽见矣。）

凡诊病脉，平旦为准，虚静凝神，调息细审。（平旦者，阴阳之交也。阳主昼，阴主夜；阳主表，阴主里。《灵枢》曰：平旦阴尽而阳生受气矣。日中而阳陇，日西而阳衰，日入阳尽而阴受气矣。又曰：阳气尽，阴气盛，则目瞑；阴气尽而阳气盛，则寤矣。故诊法当于平旦初寤之时，阴气正平而未动，阳气将盛而未散，饮食未进，谷气未行，故经脉未盛，络脉调匀，气血未至扰乱，脉体未及变更，乃可以诊有病之脉。又切脉之道，贵于精诚，嫌其扰乱。故必心虚而无妄想，身静而不言动，然后可以得脉之妙。）

关前为阳，关后为阴，阳寸阴尺，先后推寻。（从鱼际至高骨，却有一寸，名曰寸；从尺泽至高骨有一尺，因名曰尺。界乎尺寸之间，因名曰关。关前寸为阳，关后尺为阴，关居中，若为阴阳界，而阴阳实互交于此。寸候上焦，关候中焦，尺候下焦。须先后细为推寻，推其虚实，寻其体象也。）

男子之脉，左大为顺；女子之脉，右大为顺。男尺恒

虚，女尺恒盛。（左为阳，故男子宜左脉大也；右为阴，故女人宜右脉大也。寸为阳，尺为阴，故男子尺虚象离中虚也，女人尺盛象坎中满也。）

阳弱阴强，反此则病。（男尺脉弱，女尺脉盛，故男女之脉不同。若男尺脉盛，女尺脉弱，则为相反而病矣。按男子以阳为主，故两寸脉常旺于尺，若两寸反弱，尺反盛者，肾气不足也。女子以阴为主，故两尺脉常旺于寸，若两尺反弱，寸反盛者，上焦有余也。不足固病，有余亦病，所谓过犹不及也。）

关前一分，人命之主，左为人迎，右为气口。人迎紧盛，风邪在表；气口紧盛，饮食伤里。（关前一分者，寸关尺各有三分，共得九分。今曰关前一分，仍在关上，但在前之一分耳。故左关之前一分，辨外因之风，右关之前一分，辨内因之食。或以前一分为寸上，岂有左寸之心可以辨风，右寸之肺可以辨食乎？其说大谬。盖寸关尺三部各占三分，共成寸口。故知关前一分正在关之前一分，人迎气口之位也。左关之前一分属少阳胆部，胆为风木之司，故紧盛则伤于风也。何则？以风木主天地春升之令，万物之始生也。《素问》曰：肝者，将军之官，谋虑出焉。与足少阳胆相为表里。胆者，中正之官，决断出焉。人身之中，胆少阳之脉行肝脉之分外，肝厥阴之脉行胆脉之位内。两阴至是而交尽，一阳至是而初生，十二经脉至是而终。且胆为中正之官，刚毅果决，凡十一脏咸取决于胆。故左关之前一分为六腑之源，头为诸阳之主宰，察表者之不能外也；右关之前一分属阳明胃部，中央湿土得天地中和之气，万物所归之乡也。又曰脾胃者，仓廪之官，五味出焉。土为君象，土不主时，寄王于四季之末，故名孤脏。夫胃为五脏六腑之海，盖清气上交于肺，肺气从太阴而行之为十二经脉之始。故右关之前一分为五脏之隘口，为百脉之根荄，察里者不能废也。况乎肝胆主春，气浮而上升，阳之象也。阳应乎外，故以候表焉。脾胃为居中，土性凝而重浊，阴之象也。阴应乎内，故以候里焉。若夫左寸之前违度，则生生之本亏；右寸之前先拔，则资生之元废。古人以为人命之主，顾不重哉！至若脏气有不齐，禀赋有厚薄，或左脉素大于右，或右脉素大于左，孰者为常？孰者为变？或于偏弱中略见有力，已隐虚中之实；或于偏盛中稍觉无神，便是实中之虚。活泼施治，不攻伐无过可也。）

神门属肾，两在关后，人无二脉，必死不救。（《难经》曰：上部无脉，下部有脉，虽困无能为害。夫脉之有尺，犹树之有根。枝叶虽枯槁，根本将自生。盖两尺属肾，水为天一之元。人之元神在焉。即《难经》所谓三焦之原，守邪之神。故为根本之脉，而称“神门”也。若无此二脉，则根本败绝，决无生理。而脉微指为心脉者，误矣。彼因心经有穴名曰“神门”，正在掌后兑骨之端，故错认耳。殊不知心在上焦，岂有候于尺中之理乎？）

脉有七诊，曰浮中沉上下左右，七法推寻。（浮者，轻下指于皮毛之间，探其腑脉也，表也。中者，略重指于肌肉之间，候其胃气也，半表半里也。沉者，重下指于筋骨之间，察其脏脉也，里也。上者，即上竟上者，胸喉中事也，即于寸内前一分取之。下者。即下竟下者，少腹、腰、股、膝、胫、足中事也，即于尺内后一分取之。左右者，即左右手也。凡此七法名为七诊。别有七诊，谓独大、独小、独寒、独热、独迟、独疾、独陷下中。）

又有九候，即浮中沉三部各三，合而为名，每候五十，方合于经。（每部有浮中沉三候，合寸关尺三部，算之共得九候之数也。夫每候必五十动者，出自《难经》，合大衍之数也。乃伪《诀》以四十五动为准，乖于经旨。必每候五十，凡九候共得四百五十，两手合计九百，方与经旨相合也。）

上下来去至止六字，阴阳虚实，脉中奥旨。（上下来去至止六字者，足以别乎阴阳虚实。本岐黄之奥旨，滑撄宁阐明之。上者为阳，来者为阳，至者为阳；下者为阴，去者为阴，止者为阴。上者自尺部上于寸口，阳生于阴也；下者自寸口下于尺部，阴生于阳也。脉有上下，是阴阳相生，病虽重，不死。来者自骨内之分出于皮肤之际，气之升也；去者自皮肤之际还于骨内之分，气之降也。脉有来去，是表里交泰，病虽重，必起。此谓之人病脉和也。若脉无上下来去，死无日矣。故曰：脉不往来者，死。若来疾去徐，上实下虚，为癫厥疾。来徐去疾，上虚下实，为恶风也。至者，脉之应；止者，脉之息也。止而暂息者，愈之疾，止久有常者，死也。

《素问》曰：谨熟阴阳，无与众谋。所谓阴阳者，去者为阴，至者为阳；静者为阴，动者为阳；迟者为阴，数者为阳。阴阳之理，不可不熟。故曰谨。独闻独见，非众所知，故曰无与谋。则果能明于上下来去至止六字，以通阴阳虚实之理者，在昔犹难之。初学于此道，其有懵然无知者，乃可肆口以谈耶！）

包络与心左寸之应，唯胆与肝左关所认，膀胱及肾左尺为定；胸中及肺右寸昭彰，胃与脾脉属在右关，大肠并肾右尺班班。（此遵《内经》脉法分配脏腑于两手也。《内经》诊法包络配心，胸中配肺，大肠列于右尺，小肠附于膀胱。包络与心脉皆在左手寸上，胆脉与肝脉皆在左手关上，膀胱及肾脉皆在左手尺上；胸中与肺脉皆在右手寸上，胃脉与脾脉皆在右手关上，大肠与肾脉皆在右手尺上，伪《诀》以大、小肠列于寸上，三焦配于左尺，命门列于右尺，详考《内经》并无命门，经络何以应诊？膻中置而不言，男女易位，至数差讹，形脉不分，图像罔设，良可笑也。夫寸主上焦，以候胸中；关主中焦，以候膈中；尺主下焦，以候腹中。此人身之定位也。大、小肠皆在下焦腹中，伪《诀》越中焦而候之寸上，有是理乎？滑伯仁见及此，以左尺主小肠、膀胱、前阴之病，右尺主大肠、后阴之病，可称千古支眼。伪《诀》之误，特因心与小肠为表里，肺与大肠为表里耳。殊不知此乃经络之表里，而误作脏腑之表里。诸家脉书亦未辨正，竟混配于寸口，误世已久，今特辨之。按张路玉云：大小二肠之气平居无病之时，收二肠之气未尝不随经而之寸口也；以病言之，则二肠司传化之任，病则气化不顺，而为留滞，又必验之于尺。以无病有病而定脏腑，殊为大谬。但脏腑配寸关尺，诊脉验病，乃古圣轩岐立论，确有一定之理，岂可以有病将二肠之脉诊于尺，以平居无病者诊于寸口哉？此论似是而实非，乃起后世之疑端，予特表而正之。）

五脏不同，各有本脉。左寸之心浮大而散；右寸之肺浮涩而短；肝在左关，沉而弦长；肾在左尺，沉石而濡；右关属脾，脉象和缓；右尺相火，与心同断。（心肺居上，脉应浮；肾肝居下，脉应沉；脾胃居心肺肾肝之间，谓之中州，脉亦应在浮沉之间。心肺同一，浮也。但浮大而散者，象夏火，故属心；浮涩而短者，象秋金，故属肺。肝肾同一，沉也。但沉弦而长者，象春木，故属肝；沉石而濡者，象冬水，故属肾。脉和而缓，气象冲融，土之性也，故属脾。右肾虽为水位，而相火所寓，故与左寸同断也。

按呼出者心与肺为阳，故心与肺皆浮。心为阳中之阳，故浮且大而散；肺为阳中之阴，故浮而兼短涩。吸入者肾与肝为阴，故肾肝之脉皆沉。肾为阴中之阴，故沉而且石；肝为阴中之阳，故沉而兼长。脾为中州，故不浮不沉而脉在中。

足厥阴肝脉沉而弦长，足少阴肾脉沉石而滑，足太阴脾脉中和而缓，足少阳胆脉弦大而浮，足阳明胃脉浮长而涩，足太阳膀胱脉洪滑而长；手少阴心脉洪大而散，手太阴肺脉浮涩而短，手厥阴心包络脉浮大而散，手少阳三焦脉洪大而急，手阳明大肠脉浮短而滑，手太阳小肠脉洪大而紧。）

若夫时令亦有平脉，春弦夏洪秋毛冬石，四季之末和缓不忒，太过实强，病生于外，不及虚微，病生于内。（此言四季各有平脉也。天地之气，东升属木，位当寅卯，于时为春，万物始生。其气从伏藏中透出，如一缕之烟，一线之泉，在人则肝应之而见弦脉，即《素问》所谓其气来软弱轻虚而滑，端直以长，又谓软弱招招，如揭长竿末梢者是也。气转而南属火，位当巳午，于时为夏，万物盛长。其气从升后散大于外，如腾涌之波，燎原之火，在人则心应之而见钩脉。即《素问》所谓其气来盛去衰，又谓脉来累累如连珠，如循琅玕者是也。气转而西属金，位当申酉，于时为秋，万物收成。其气从散大之极自表初收，如浪静波恬，烟清焰息，在人则肺应之而见毛脉。即《素问》所谓脉来厌厌聂聂，如落榆荚者是也。气转而北属水，位当亥子，于时为冬，万物合藏。其气收降而敛实，如埋鲈之火，汇潭之泉，在人则肾应之而见石脉。即《素问》所谓其气来沉以搏，又谓脉来喘喘累累如钩，按之而坚者是也。以上经论所云四时诸脉形状，虽因时变易，其中总不可无和柔平缓景象。盖和缓为土，即是胃气，有胃气而合时便是平脉。《素问》云：脾脉者，土也。孤脏以灌溉四旁者也。今弦、钩、毛、石中有此一种和缓，即是灌溉四旁，即是土矣，亦即是脾脉矣。以其寓于四脉中，故又曰善者不可得见；又曰长夏属脾，其脉和柔相离，如鸡践地。察此脉象，亦不过形容其和缓耳。辰、戌、丑、未之月各有土旺一十八日，即是灌溉四旁之义，故分为四时有土而不见土也。若论五行，则析而为五，土居其中，是属长夏，况长夏居金、火之间，为相生之过脉，较他季月不同，故独见主时之脉。二说虽殊，其义不悖，当参看之。所谓太过、不及者，言弦、钩、毛、石之脉与时相应俱宜和缓而适中，欲其微似不欲其太显，欲其微见不欲其不见。今即以一弦脉论之，若过于微弦而太弦，是谓太过，太过则气实强，气实强则气鼓于外而病生于外，脉来洪大紧数弦长滑实为太过，必外因风寒暑湿燥火之伤。不及于微弦而不弦，是谓不及，则气虚微，气虚微则气馁于内而病生于内，脉来虚微细弱短涩濡芤为不及，必内因喜怒忧思悲恐惊七情之害。其钩、毛、石之太过不及，病亦犹是也。

李士材曰：春弦夏洪秋涩冬石，各随时令而见焉，此为平脉也。如春宜弦脉，而得洪脉者，至夏必死；得涩脉者，至秋必死；得石脉者，至冬必死。为真脏之气先泄也，其象先见于非时，当其时而不能再见矣。

按：凡诊脉之法，先识时脉与胃脉及脏腑平脉，然后推之病脉。时脉谓春三月六部中俱带弦，夏三月俱带洪，秋三月俱带浮，冬三月俱带沉。胃脉谓中按得之脉来和缓有神也。凡脏腑之脉既平又得时脉与胃脉，是无病者也。反此者则为病脉矣。）

循序渐进，运合自然，应时即至，躁促为愆。（上古《脉要》曰：春不沉，夏不弦，秋不数，冬不涩，是谓四塞。谓从四时者不循序渐进，则四塞而不通也。所以初当春、夏、秋、冬孟月之脉，则宜仍循冬、春、夏、秋季月之常，未改其度。俟二分、二至以后始转而从本令之王气，乃为平人顺脉也。故天道春不分不温，夏不至不热，自然之运，悠久无疆。使在人之脉，方春即以弦应，方夏即以数应，躁促所加，不三时而岁度终矣。其能长世乎？故曰一岁之中，脉象不可再见。如春宜弦脉而得洪脉见也，谓中之气先泄耳。今人遇立春以前而得弦脉，反曰时已近春不为病脉，所谓四时之气成功者退，将来者进。言则似辨而实悖于理矣。

愚谓：脉虽待时而至，亦不可绝类而至。若春至而全无冬脉，夏至而全无春脉，已虽专王而早绝其母气，是五脏不相贯通也。）

四时百病，胃气为本，脉贵有神，不可不审。（土得天地冲和之气，长养万物，分王四时，而人胃应之。凡平人之常，受气于谷，谷入于胃，五脏之腑皆以受气，故胃为脏腑之本。此胃气者，实平人之常气，不可一日无者，无则为逆，逆则死矣。胃气之见于脉者，如经曰：脉弱以滑是有胃气。又曰：邪气来也紧而疾，谷气来也徐而和。是皆胃气之谓。故四时有四时之脉，四时有四时之病，但土灌溉四旁，虽病态百出，必赖之以为出死入生之机也。比如春令木旺，其脉当弦，但宜微弦而不至太过，是得春胃之冲和。若脉来过于弦者，是肝邪之胜，胃气之衰，而肝病见矣。倘脉来但有弦急而绝无冲和之气者，乃春时胃气已绝，而见肝家真脏之脉，病必危矣。钩、毛、石俱准此以察胃气之多寡有无，而病之轻重存亡了然在目矣。故蔡氏曰：不大不小，不长不短，不滑不涩，不疾不迟，应手中和，意思欣欣，悠悠扬扬，难以名状者，胃气脉也。东垣曰：有病之脉当求其神，如六数七极热也，脉中有力即有神矣，为泄其热；三迟二败寒也，脉中有力即有神矣，为去其寒。若数、极、迟、败，脉中不复有力，为无神也，而遽泄之、去之，神将何依耶？故经曰：脉者，气血之先；气血者，人之神也。按王宗正诊脉之法，当从心肺俱浮，肝肾俱沉，脾在中州。即王氏之说而知东垣所谓脉中有力之中，盖指中央戊己土，正在中候也。胃气未散，虽数而至于极，迟而至于败，尚可图也。故东垣之所谓有神，即《内经》之所谓有胃气也。）

一呼一吸，合为一息。脉来四至，平和之则；五至无痾，闰以太息；二至为迟，迟则为冷；六至为数，数即热证；转迟转冷，转数转热。（医者调匀气息，一呼脉至，一吸脉再至，呼吸定息，脉来四至，乃和平之准则也。然何以五至？亦曰无病乎？人之气息时长时短，凡鼓三息必有一息之长，鼓五息又有一息之长，名曰“太息”。如历家三岁一闰，五岁再闰也。言脉必以四至为平，五至便为太过，唯正当太息之时，亦曰无痾。此息之长，非脉之急也。若非太息，正合四至也。至于性急之人。五至为平脉，不拘太息之例。盖性急脉亦急也。若一息而脉仅三至，即为迟慢而不及矣，迟主冷病；若一息而脉遂六至，即为急数而太过矣，数主热病；若一息仅得二至，甚而一至，则转迟而转冷矣；若一息七至，甚而八至、九至，则转数而转热矣；一至、二至、八至、九至，皆死脉也。）

迟数既明，浮沉须别。浮沉迟数，辨内外因；外因于天，内因于人。天有阴阳风雨晦明；人有喜怒忧思悲恐惊。（浮脉法天，候表之疾，即外因也；沉脉法地，候里之病，即内因也。外因者，天之六气，阴淫寒疾，阳淫热疾，风淫末疾，雨淫腹疾，晦疾惑疾，明淫心疾是也。淫者，淫佚偏盛，久而不复之谓。故阴淫则过于清冷而阳气不治，寒疾从起，如上下厥逆，中外寒栗之类；阳淫则过于炎燠而阴气不治，热疾从起，如狂谵、烦渴、血泄淫之类。风淫则过于动摇而疾生梢末，如肢废、毛落、㽲习、瘛疭之类。雨淫则过于水湿而疾生肠腹，如腹满肿胀，肠鸣濡泄之类。晦淫则过于昏暗，阳光内郁而成惑疾，如百合、狐惑、热中、脏躁之类。明淫则过于彰露，阳光外散而成心疾，如恍惚动悸、错妄失神之类。内因者，人之七情，即所谓七气：喜则气缓，怒则气上，忧则气乱，思则气结，悲则气消，恐则气下，惊则气乱之类是也。喜气缓者，喜则气和，营卫通利，故气缓矣。怒气上者，怒则气逆，甚则呕血及食，故气上矣。忧气乱者，忧则气乱。思气结者，思则心有所止，气留不行，故气结矣。悲气消者，悲则心系急，肺布叶举，使上焦不通，荣卫不散，故气消矣。恐气下者，恐则精却，精却则上焦闭，故气还，还则下焦胀，故气下矣。惊则心无所倚，神无所归，虚无所定，故气乱矣。）

老弱不同，风土各异，既明至理，还贵圆通。（老弱之盛衰，与时变迁；风土之刚柔，随地移易。如老弱之人，脉宜缓弱，若过于旺者，病也；少壮之人，脉宜充实，若脉过弱者，病也。东极之地，四时皆春，其气暄和，民脉多缓。南极之地，四时皆夏，其气炎蒸，民脉多软。西极之地，四时皆秋，其气清肃，其脉多劲。北极之地，四时皆冬，其气凛冽，民脉多石。然犹有说焉，老人脉旺而躁者，此天禀之厚，引年之叟也，名曰寿脉。若脉躁疾，有表无里，则为孤阳，其近死矣。壮者脉细而和缓，三部同等，此天禀之静，清逸之士也，名曰清脉。若脉细小而劲直，前后不等，其可久乎？东南卑湿，其脉软缓；居于高巅，亦西北也。西北高燥，其脉刚劲；居于污泽，亦东南也。南人北脉，取气必刚；北人南脉，取气必柔；东西不齐，可以类剖。又永年者，天禀必厚，故察证则将绝而脉犹不绝；夭促者，天禀必薄，故察证则未绝而脉已先绝。其可执一乎？）

卷 三

肺脏脉法

肺脉浮涩而短。肺合皮毛，肺循皮毛而行。持肺脉之法，下指如三菽重，轻轻按至皮毛而得者为浮；稍稍加力，脉道不利为涩；不及本位为短。此肺脉之平也，亦曰毛。肺部不见毛而见洪大，此心火刑之也，是谓贼邪；见弦急，此肝木侮之也，是为微邪；见沉细，此肾水乘之也，是为实邪；见缓大，此脾土救之也，是为虚邪。

秋，肺司令西方金也，万物之所以收成也。其气来轻虚以浮，来急去散，故曰浮。反此者病：气来毛而中央坚两旁虚，如循鸡羽，此为太过，病在外；气来毛而微，此为不及，病在中。太过则令人逆气而背痛，愠愠然不舒；不及则令人喘，呼吸少气而咳，上气见血，喘而咯血，肺中有声。秋以胃气为本，秋胃微毛曰平，毛多胃少曰病，但毛无胃曰死，毛而有弦曰春病，弦甚曰今病。

平肺脉来，厌厌聂聂，如循榆荚。病肺脉来，不上不下，如循鸡羽；死肺脉来，如物之浮，如微风吹毛；真肺脉来，大而虚，如以毛羽中人肤，色赤白不泽，毛折乃死；肺至悬绝，十二日死。

（经曰：如风吹毛曰肺死。又曰：真肺脉至，如以毛羽中人肤。皆状其散乱无绪。但毛而无胃气，又曰：肺绝，三日死。又曰：丙日笃，丁日死，死于巳午时。凡浮而涩短者，皆肺也。肺脉搏坚而长，当病唾血；软而散，病灌汗，至今不复散发。）

心脏脉法

心脉浮大而散。心合血脉，脉循血脉而行。持心脉之法，下指如六菽重，略略按至血脉而得者为浮；略加力，脉道粗大为软，阔为散，此心脉之平也，有力为洪，亦曰钩。心部不见钩而见沉细，此肾水刑之也，是为贼邪；见毛涩，此肺金侮之也，是为微邪；见缓大，此脾土乘之也，是为实邪；见弦急，此肝木救之也，是为虚邪。

夏，心司令南方火也，万物之所以盛长也。其气来盛去衰，故曰钩，反此者病：气来盛去亦盛，此为太过，病在外也；气来不盛未反盛，此为不及，病在中。太过则令人身热而肤痛，为浸淫；不及则令人烦心，上见咳唾，下为气泄。夏以胃气为本，夏胃微钩曰平，钩多胃少曰病，但钩无胃曰死，钩而有石曰冬病，石甚曰今病。

平心脉来，累累如连珠，如循琅玕。病心脉来，喘喘连属，其中微曲；死心脉来，前曲后倨，如操带钩；真心脉来，至坚而持，如循薏苡子累累然，色赤黑不泽，毛折乃死。心至悬绝，九日死。

（经曰：脉来前曲后倨，如操带钩，曰心死。前曲者，谓轻取则坚强而不柔；后倨者，谓重取则牢实而不动，如持革带之钩，全失冲和之气。但钩无胃，故曰心死。又曰：如循薏苡子累累然，状其短实坚强，真脏脉也。又曰：心绝一日死。又曰：壬日笃，癸日死，死于亥子时。

凡洪大而浮，皆钩，皆心也。心脉搏坚而长，当病舌卷不能言；软而散，消环而已；心脉急，病名心疝，少腹当有形也。）

脾脏脉法

脾脉缓而大。脾合肌肉，脉循肌肉而行。持脉之法，下指如九菽重，略重按至肌肉，如微风轻飐柳梢为缓；次稍加力，脉道敦重为大。此脾脉之平也，亦曰软而弱。脾脉不见软弱，而见弦急，此肝木刑之也，是为贼邪；见沉细，此肾水侮之也，是为微邪；见毛涩，此肺金乘之也，是为实邪；见洪大，此心火救之也，是为虚邪。

脾为孤脏，以灌四旁，盛于长夏。其脉来如水之流，此为太过，病在外；如鸟之喙，此为不及，病在中。太过则令人四肢不举；不及则令人九窍不通，名曰重强。长夏以胃气为本，胃而微软弱曰平，弱多胃少曰病，但代无胃曰死，弱而有石曰冬病，弱甚今病。

平脾脉来，和柔相离，如鸡践地；病脾脉来，实而盈数，如鸡举足；死脾脉来，锐坚如鸟之喙，如鸟之距，如屋之漏，如水之流，如杯之覆；真脾脉来，弱而乍疏乍数，色黄青不泽，毛折乃死。脾至悬绝，四日死。

（旧诀曰：雀喙连来，四五喙歇歇而再至。如鸟之喙，状其硬也。屋漏少刻一点落，良久一至，有如屋漏状。其不能相接，若水流去而不返。若杯覆止而不扬，皆脾绝也。经曰：脾绝四日死。又曰：甲日笃，乙曰死，死于寅卯时。

凡软缓，皆脾也。脾脉搏坚而长，色黄，病少气；软而散，色不泽，病足胻肿，若水状也。胃脉搏坚而长，色赤，病折髀；软而散，病食痹，实则胀，虚则泄。）

肝脏脉法

肝脉弦而长。肝合筋，脉循筋脉而行。持肝脉之法，下指如十二菽之重，重按至筋，而脉如切绳曰弦，迢迢端直而长，此肝脉之平也。肝部不见弦，而见短涩，此肺金刑之也，是为贼邪；见缓大，此脾土侮之也，是为微邪；见洪大，此心火乘之也，是为实邪；见沉细，此肾水救之也，是为虚邪。

春，肝司令东方木也，万物之所以始生也。其气来软弱轻虚而滑，端直以长，故曰弦。反此者病：气来实而强，此为太过，病在外；气来不实而微，此为不及，病在中。

太过则令人善怒，忽忽眩冒而癫疾；不及则令人胸痛引背，下则两胁胠满。春以胃气为本，胃而微弦曰平，弦多胃少曰病，但弦无胃曰死，弦而毛曰秋病，毛甚曰今病。

平肝脉来，软弱迢迢，如揭长竿末梢；病肝脉来，盈实而滑，如循长竿；死肝脉来，劲急如新张弓弦；真肝脉至，中外急，如循刀刃责责然，如按琴瑟，色青白不泽，毛折乃死。肝至悬绝，十八日死。

（经曰：真肝脉至，急如循刀刃。又曰：脉来急益劲，如新张弓弦，曰肝死。又曰：肝绝，八日死。又曰：庚日笃，辛日死，死于申酉时。

凡弦皆肝也。肝脉搏坚而长，色不青，当病坠若搏，因血在胁下，令人喘逆；其软而散，色泽，当病溢饮，溢饮者，渴暴多饮，而易入肌皮肠胃之外也。）

肾脏脉法

肾脉沉软而滑。肾合骨，脉循骨而行。持肾脉之法，下指极重，按至骨而得曰沉，无力为软，流利而滑，此肾脉之平也，亦曰石。肾脉不见石，而见缓大以长，此脾土刑之也，是为贼邪；见洪大，此心火侮之也，是为微邪；见弦长，此肝木乘之也，是为实邪；见短涩。此肺金救之也，是为虚邪。

冬，肾司令北方水也，万物之所以合藏也。其气来沉以搏，故曰营。反此者病，其气来如弹石者，此为太过，病在外；其去如数者，此为不及，病在中。太过则令人解㑊，脊脉痛，少气，不欲言；不及则令人心悬，如病饥，䏚中清（䏚，腰中也。）脊中痛，少腹满，小便变。冬以胃气为本，胃而微石曰平，石多胃少曰病，但石无胃曰死，石而有钩曰夏病，钩甚曰今病。

平肾脉来，喘喘累累，如钩按之而坚；病肾脉来，如引葛，按之益坚；死肾脉来，发如夺索，辟辟如弹石；真肾脉来，搏而绝，如指弹石辟辟然。色黄黑不泽，毛折乃死。肾至悬绝，七日死。

（经曰：脉来夺索，辟辟如弹石，曰肾死。又曰：肾绝，四日死。又曰：戊日笃，己日死，死于辰戌丑未时。旧诀云：弹石硬来寻即散，搭指散乱如解索。是正谓此也。

凡沉滑，皆营，皆石，皆肾也。肾脉搏坚而长，色黄赤，病折腰；软散，病少血，至今不复。）

四时五脏平脉

	春令脉	夏令脉	四季脉	秋令脉	冬令脉
	正月、二月	四月、五月	三、六、九、十二月	七月、八月	十月、十一月
〔心〕	弦而浮洪	洪大而散	缓而洪	浮而洪	沉而洪
〔肝〕	弦而长	洪而弦大	缓而弦	浮而弦细	沉而弦
〔肾〕	弦而沉滑	洪而沉滑	缓而沉濡	浮而滑	沉而滑
〔肺〕	弦而微浮	洪而浮涩	缓而浮涩	浮而短涩	沉而涩
〔脾〕	弦而缓	洪而迟缓	缓大而慢	浮而缓大	沉而缓

（按：五脏之脉，四时随经所旺而不衰者，故各得其平脉也。反此者为病脉矣。）

五邪脉

本经自病者为正邪	克我者为贼邪	生我者为虚邪	我生者为实邪	我克者为微邪
	从所不胜来	从后来	从前来	从所胜来
〔春〕弦	浮涩而短	沉细而滑	浮洪	缓大
〔夏〕浮洪而散	沉细	弦	缓大	浮涩而短
〔四季〕缓慢而大	弦	浮洪	浮涩而短	沉细而滑
〔秋〕浮涩而短	浮洪	缓慢而大	沉细而滑	弦
〔冬〕沉细而滑	缓大	浮涩而短	弦	浮洪

（假令心病，中风得之虚邪，伤暑得之正邪，饮食劳倦得之实邪，伤寒得之微邪，中湿得之贼邪。）

南政北政有不应之脉

不应者，脉来沉细不应于指，甚至极沉极细而伏，几于不可见也，第覆病者之手而诊则见矣。凡值此不应之脉，乃岁运所至，命曰天和，非病脉也。医不知此，若误以病脉治之，反伐天和，以致夭亡，可不慎哉！

甲己二年为土运是南政。盖土位居中，如君之面南而行令，三阴司天则寸不应，三阴在泉则尺不应。如少阴司天，则两寸不应；（少阴为君，故两寸不应也。）厥阴司天，则右寸不应；太阴司天，则左寸不应。少阴在泉，则两尺不应；厥阴在泉，则右尺不应；太阴在泉，则左尺不应。

乙庚、丙辛、丁壬、戊癸八年，乃金、水、木、火之四运为北政。如臣之北面，而行三阴在上，则尺不应；三阴在下，则寸不应。如少阴司天，则两尺不应；厥阴司天，则右尺不应；太阴司天，则左尺不应。少阴在泉，则两寸不应；厥阴在泉，则右寸不应；太阴在泉，则左寸不应。

若寸当沉细，而反浮大；尺当浮大，而反沉细；尺当不应，而反浮大；寸当浮大，而反沉细者，是为尺寸反。经曰：尺寸反者，死。

如右当不应，而反浮大；左当浮大，而反沉细；左当不应，而反浮大；右当浮大，而反沉细者，是为左右交。经曰：左右交者，死。

六气之脉应节候之诊

厥阴之至其脉弦。（此言主气也。大寒至惊蛰为厥阴风木主之，初气也。其气之至，脉来弦也。但子午之年，客气之初气乃太阳寒水，然太阳之至其脉大而长之类。为医者，学宜活泼，不可拘执。若只言主气，而不言客气，恐临诊有所不应，后学无所适从也。丑未之年，客之初气厥阴风木；寅申之年，客之初气少阴君火；卯酉之年，客之初气太阴湿土；辰戌之年，客之初气少阳相火；巳亥之年，客之初气阳明燥金也。）

少阴之至其脉钩。（春分至立夏为少阴君火主之，二气也。但子午之年，客之二气厥阴风木，即丑未之初气也；丑未之年，客之二气少阴君火，即寅申之初气。以此类推。）

少阳之至大而浮。（小满至小暑为少阳相火主之，三气也。如子午年，客之三气，即寅申年客之初气少阴也；丑未年，客之三气，即卯酉年客之初气太阴之类是也。）

太阴之至其脉沉。（大暑至白露为太阴湿土主之，四气也。如子午年，客之四气，即卯酉年客之初气太阴湿土；丑未年，客之四气，即辰戌年客之初气少阳之类是也。）

阳明之至短而涩。（秋分至立冬为阳明燥金主之，五气也。如子午年，客之五气，即辰戌年客之初气少阳相火；丑未年，客之五气，即巳亥年客之初气阳明之类。）

太阳之至大而长。（小雪至小寒为太阳寒水，主气之六也。如子午年，客之六气，即巳亥年客之初气阳明燥金；丑未年，客之六气，即子午年客之初气太阳寒水之类。以此而推之也。）

（按：以上六气之脉，各有其时，时至则气至，气至则脉至，所谓天和也。经曰：毋伐天和。若至而甚，则失中和之气则病，如但弦无胃之类。时至脉不应来，气不足也，亦病；时未至而脉先至，来气太过也，亦病。如此之类，安可不知也?）

司天在泉诗

子午少阴君火天，阳明燥金应在泉；
丑未太阴湿土上，太阳寒水雨连绵；
寅申少阳相火位，厥阴风木地中联；
卯酉却与子午倒，辰戌巳亥亦皆然。

（卯酉年，阳明司天，少阴在泉；辰戌年，太阳司天，太阴在泉；巳亥年，厥阴司天，少阳在泉；以此推之是也。）

六气司天所主天时诗

风木司天主有风，少阴君火日融融；
相火当权多酷热，太阴湿土雨濛濛；
燥金用事多清肃，寒水当时冷气攻。

六气司天所主民病诗

风木司天多掉眩，少阴疮疡热相煎；
相火流行瘟疫盛，太阴湿土胃家愆；
燥金用事多皮揭，寒水当权筋骨挛。

主运诗

大寒木运始行初，清明前三火运居；
芒种后三土运是，立秋后六金运推；
立冬后九水运伏，周而复始万年如。

客运诗

甲巳化土南政君，丙辛水运乙庚金；
丁壬化木戊癸火，此为北政居于臣。

主气诗

人寒厥阴气之初，春分君火二之隅；
小满少阳为三气，大暑太阴四相呼；
秋分阳明五是位，小寒太阳六之余；

客　气　诗

子午太阳寒水始，丑未厥阴风木通；
寅申少阴君火初，卯酉太阴湿土是；
辰戌少阳相火光，巳亥阳明燥金主。

（此诀乃轮流数去之法。假如子午年，初气太阳，二气厥阴，三气少阴，四气太阴，五气少阳，六气阳明。又如丑未年，初气便是厥阴，二气少阴，三气太阴之类，余仿此。）

卷 四

十二经络

（古云：不熟十二经络，开口动手便错。如审病在某经。必用某经之药以治之。庶乎！药病相当，成功可必。而不然者，病源莫辨，部分差讹，舍此有辜，伐彼无过，其不贻致邪失正之祸者，几稀矣！此医家必读之书，慎勿忽之。）

手太阴肺

肺手太阴之脉，起于中焦，（手之三阴，从脏走手，故手太阴肺脉起于中焦，当胃之中脘也。十二经者，营也。故曰营行脉中。首言肺者，肺朝百脉也。循序相传，尽于肝经，终而复始，又传于肺，是为一周。）**下络大肠，**（肺与大肠为表里，故络大肠。凡十二经相通，各有表里，在本经者曰属，他经者曰络。）**还循胃口，**（还，复也。循，绕也。下络大肠，还上循胃口。）**上膈属肺，**（身中膈膜居心肺之下，前齐鸠尾，后齐十一椎，周围相着，以隔浊气，不使熏于肺也。）**从肺系横出腋下，**（肺系，喉咙也。腋下者，膊下胁上也。）**下循臑内，**（牖者，膊之内侧，上至腋，下至肘也。）**行少阴心主之前，**（少阴者，心也。心主者，包络也。手之三阴，太阴在前，厥阴在中，少阴在后。）**下肘中。循臂内，**（膊与臂之交曰肘。内者，内侧也。）**上骨下廉，入寸口，**（骨，掌后高骨也。下廉，骨下侧也。寸口，即动脉也。）**上鱼，循鱼际，**（手腕之上，大指之下，肉隆如鱼，故曰鱼。寸口之上，鱼之下曰鱼际穴。）**出大指之端。端，指尖也。手太阴肺经止于此。其支者，从腕后直出次指内廉，出其端。**（支者，如本之支也，正经之外，复有旁分之络。此本经别络，从腕后直出次指之端，交商阳穴，而接手阳明经也。）**是动则病，肺胀满膨膨而喘咳，**（动者，变也，变常而病也。肺脉起中焦，循胃上膈属肺，故病如此。）**缺盆中痛，甚则交两手而瞀，此谓臂厥。**（缺盆近肺，肺病则痛。瞀，麻木也。肺脉出腋下，行肘臂，故臂厥）**是主肺所生病者，咳，上气喘渴，烦心胸满，臑臂内前廉痛厥，掌中热。**（喘者，气上而声粗，息急也。渴者，金令燥也。太阴之别，直入掌中，故为痛厥掌热。）**气盛有余则肩背痛，风寒汗出中风，小便数而欠。**（肺之筋结于肩背，故气盛则痛。肺主皮毛，风寒在表，故汗出，中风。母病传子，故肾病而小便数且欠也）**气虚则肩背痛寒，少气不足以息，溺色变。**（肩背处，上焦为阳分。气虚则阳病，故为痛为寒为少气；金衰则水涸，故溺色变为黄赤。）

手阳明大肠

大肠手阳明之脉，起于大指次指之端，（次指，食指也。手之三阳，从手至头。）循指上廉，出合谷两骨之间，（上廉，上侧也。凡诸经脉，阳行于外，阴行于内。后诸经皆同。合谷，穴名。两骨，即大指、次指后歧骨也，俗名虎口。）上入两筋之中，（腕中上侧两筋陷中，阳溪穴也。）循臂上廉，入肘外廉，上臑外前廉，上肩，出髃骨之前廉，（肩端骨罅，为髃骨。）上出于柱骨之会上，（背之上颈之根为天柱骨，六阳皆会于督脉之大椎，是为会上。）下入缺盆，络肺，下膈，属大肠。（自大椎而前入缺盆，络肺，下膈，当脐旁属于大肠。）其支者，从缺盆上颈贯颊，入下齿中，（耳下曲处为颊。）还出挟口，交人中，左之右，右之左，上挟鼻孔。（人中，即督脉之水沟穴。由人中而左右互交，上挟鼻孔。手阳明经止于此，自山根交承泣而接足阳明经也。）是动则病，齿痛颈肿，（阳明支脉从缺盆上颈贯颊，入下齿中。）是主津液所生病者，（大肠或泄或闭，皆津液病也。）目黄，口干，鼽衄，喉痹，肩前臑痛，大指次指痛不用。（皆本经之脉所过，故如此。）气有余则当脉所过者热肿，虚则寒栗不复。（不复，不易温也。）

胃足阳明之脉，起于鼻，交頞中，（頞，鼻茎也，又名山根。足之三阳从头走足。）旁纳太阳之脉，（纳，入也。足太阳起于目锐眦，与頞交近。）下循鼻外，入上齿中，还出挟口，环唇，下交承浆，（环，绕也。承浆，任脉穴。）却循颐后下廉，出大迎，（腮下为颔，颔中为颐。）循颊车，上耳前，过客主人，循发际，至额颅。（颊车，在耳下，本经穴也。客主人，在耳前，足少阳经穴也。发之前际为额颅。）其支者，从大迎前下人迎，循喉咙，入缺盆，下膈，属胃络脾。（络脾者，胃与脾为表里也。）其直者，从缺盆下乳内廉，下挟脐入气街中。（气街，即气冲也，在毛际两旁，鼠蹊上一寸。）其支者，起于胃口，下循腹里，下至气街中而合，（胃口者，胃之下口，即幽门也。支者与直者会合于气街。）以下髀关，抵伏兔，下膝膑中，下循胫外廉，下足跗，入中趾内间。（抵，至也。髀关、伏兔皆膝上穴也。膝盖曰髌，箭骨曰胫，足面曰跗。由跗而入足之中指内间，足阳明经止于此。）其支者，下廉三寸而别，下入中趾外间。其支者，别跗上入大趾间，出其端。（阳明别络入中趾外间。又其支者，别行入大趾间，斜出足厥阴行间之次，循大趾出其端而接足太阴经也。）是动则病，洒洒振寒，善呻数欠，颜黑，（振寒者，肝风胜也。呻者，胃之郁也。欠与颜黑，肾象也。土虚水侮，故肾之象见也。）病至则恶人与火，闻木者则惕然而惊，心欲动，独闭户塞牖而处，甚则欲上高而歌，弃衣而走，（阳明热甚，则恶人与火；惊闻木音者，土畏木也；欲闭户者，火动则畏光明也；上高而歌者，火性上越，且阳盛则四肢实也；弃衣而走者，中外皆热也。）贲响腹胀，是为骭厥。（贲响者，腹如雷鸣也。骭，足胫也。阳明之脉，自膝下胫，故胫骭厥逆。）是主血所生病者，（阳明为受谷而多血之经。）狂疟，温淫，汗出，鼽衄，口㖞，唇胗，颈肿，喉痹，（热甚则狂，风甚则疟且汗出，衄血、口㖞、唇疮等症皆本经经脉之所过也。）大腹水肿，（土病不能抑水。）膝膑肿痛，循膺乳、气街、股、伏兔、骭外廉，足跗上皆痛，中趾不用。（阳明脉从缺盆下乳，挟脐腹前阴，由股下足，以入中趾，故病状如上。）气盛则身以前皆热，其有余于胃则消谷善饥，溺色黄，（此阳明实热，在经在脏之辨也。）气不足则身以前寒栗，胃中寒则胀满。（此阳明虚寒，在经在脏之辨也。）

足太阴脾

脾足太阴之脉，起于大趾之端，（足之三阴从足走腹，故足太阴脉发于此。）循趾内侧白肉际，过核骨后，上内踝前廉，（核骨在足大趾本节后内侧圆骨也。滑氏误作孤拐骨。）上腨内，循胫骨后，交出厥阴之前，（足肚曰腨。交出厥阴之前，即地机、阴陵泉也。）上膝股内前廉，（股，大腿也。前廉者，上侧也，当血海、箕门之次。）入腹，属脾络胃，（脾胃为表里，故属脾络胃。）上膈，挟咽，连舌本，散舌下。其支者，复从胃别上膈，注心中。（足太阴外行者，由腹上府舍、腹结等穴，散于胸中而止于大包。其内行而支者，自胃脘上膈，注心而接手少阴经也。）是动则病舌本强，食则呕，（脉连舌本故强，脾虚不运故呕。）胃脘痛，腹胀善噫，（脾脉入腹络胃，故为痛为胀。阴盛而上走阳明，故气滞为噫。）得后与气则快然如衰，（后，大便也；气，转矢气也。气通故快。）身体皆重。（脾主肌肉，脾主湿，湿伤则体重。）是主脾所生病者，舌本痛，体不能动摇，食不下，烦心，心下急痛，溏、瘕泄，水闭，黄疸，不能卧，强立股膝内肿厥，足大趾不用。（支者上膈注心，故为烦心与痛。溏者，水泄也，脾寒；瘕者，痢疾，脾滞；水闭者，土病不能治水也。水闭则湿热壅而为疸，为不卧。脾脉起于足蹋，以上膝股，肿与厥之所由生也。）

手少阴心

心手少阴之脉，起于心中，出属心系，（心当五椎之下，其系有五：上系连肺，肺下系心，心下三系连脾、肝、肾，故心通五脏而为之主也。）下膈络小肠，（心与小肠为表里，故下膈当脐上二寸下脘之分，络小肠也。）其支者，从心系上挟咽系目系；其直者，复从心系，却上肺，下出腋下，（出腋下上行极泉穴，手少阴经行于外者始此。）下循臑内后廉，行太阴心主之后，（臑内后廉，青灵穴也。手之三阴，少阴居太阴、厥阴之后。）下肘内，循臂内后廉，抵掌后锐骨之端，（手腕下髁为锐骨，神门穴也。）入掌内后廉，循小指之内，出其端。（手少阴经止于此，乃交小指外侧，而接手太阴经也。滑氏曰：心为君主，尊于他脏故其交经授受不假支别云。）是动则病，嗌干，心痛，渴而欲饮，是为臂厥。（支者，从心系上咽，故嗌干、心痛。火炎，故渴。脉循臂内，故为臂厥。）是主心所生病者，目黄，胁痛，臑臂内后廉痛厥，掌中热痛。（脉系目系，故目黄；出腋下，故胁痛；循臂入掌，故有热痛等症。）

手太阳小肠

小肠手太阳之脉，起于小指之端，循外侧上腕，出踝中，（前谷、后溪、腕骨等穴。）直上循臂骨下廉，出肘内侧两筋之间，（循臂下廉阳谷等穴，出肘内侧两骨尖陷中小海穴也。）上循臑外后廉，（行手阳明、少阳之外。）出肩解，绕肩胛，交肩上，（肩后骨缝曰肩解。肩胛者，臑腧、天宗等处。肩上者，秉风、曲垣等穴左右，交于两肩之上，会于督脉之大椎。）入缺盆，络心，（心与小肠为表里。）循咽下膈，抵胃属小肠。（循咽，下膈，抵胃，当脐上二寸属小肠。此本经之行于内者。）其支者，从缺盆循颈上颊，至目锐眦，却入耳中。（其支行于外者，出缺盆循颈中之天窗，上颊后之天容，由颧髎以入耳中听宫穴也。手太阳经止于此。）其支者，别循颊上頔抵鼻，至目锐眦，斜络于颧。（目下为頔，目内角为锐眦，颧即颧髎穴。手太阳经自此交目锐眦而接足太阳经也。）是动则病嗌痛颔肿，不可以顾，肩似拔，臑似折。（经脉循咽下膈，支者循颈上颊，循臑绕肩，故为病如上。）是主液所生病者，（小肠分水谷，故主液。）耳聋目黄颊肿，颈、颔、肩、臑、肘臂外后廉痛。（皆经脉所及也。）

足太阳膀胱

膀胱足太阳之脉，起于目锐眦，上额交巅。（由攒竹行上额，历曲差、五处等穴，自络却穴左右斜行而交于巅顶之百会。）**其支者，从巅至耳上角，**（支者，由百会旁行至耳上角，过足少阳之曲鬓、率谷、天冲、浮白、窍阴、完骨，故此六穴者皆太阳少阳之会。）**其直者，从巅入络脑，**（自百会、通天、络郄、玉枕入络于脑。）**还出别下项，循肩髆内，挟脊抵腰中，**（脑后复出别下项，由天柱而下，会督脉之大椎、陶道，却循肩髆内，作四行而下，挟脊抵腰。）**入循膂，络肾，属膀胱。**（肾与膀胱为表里也。挟脊两旁之肉曰膂。）**其支者，从髆中下挟脊，贯臀入腘中。**（尻旁大肉曰臀，膝后曲处曰腘。）**其支者，从髆内左右别下，贯胛挟脊内，**（此支言肩髆内，大杼下外两行也。左右贯胛，去脊各三寸，别行历附分、魄户、膏肓等穴，挟脊下过髀枢。）**过髀枢，循髀外，从后廉下合腘中，**（会于足少阳之环跳，循髀外后廉，去承扶一寸五分之间下行，复与前之入腘中者相会合。）**以下贯腨内，出外踝之后，循京骨，至小趾外侧。**（小趾本节后大骨曰京骨。足太阳经穴止此，乃交于小趾之下而接足少阴经也。）**是动则病冲头痛，**（本经脉上额入脑，故邪气冲而头痛。）**目似脱，项如拔，脊痛，腰似折，髀不可以曲，腘如结，腨如裂，是为踝厥。**（皆经脉所及之病也。）**是主筋所生病者，**（周身之筋，唯足太阳至多至大，故凡筋症，皆足太阳水亏也。）**痔，疟，狂，癫疾，**（脉入肛，故为痔；经属表，故为疟；邪入于阳，故为狂癫。）**头囟项痛，目黄泪出，鼽衄，项、背、腰、尻、腘、腨、脚皆痛，小趾不用。**（皆本经所过之症。）

足少阴肾

肾足少阴之脉，起于小趾之下，邪走足心，出于然谷之下，循内踝之后，别入跟中，（然谷在内踝前、大骨下。内踝之后，别入跟中，即太溪、大钟等穴。）以上腨内，出腘内廉，上股内后廉，贯脊，属肾，络膀胱。（上股内后廉，结于督脉之长强，以贯脊而后属于肾，前当关元、中极而络于膀胱相为表里也。）其直者，从肾上贯肝膈，入肺中，循喉咙，挟舌本。（其直行者，从肓俞属肾处，上行循商曲、石关、阴都、通谷诸穴，贯肝，上循幽门，上膈，历于步廊，入肺中，循神封、灵墟、神藏、彧中、俞府而上循喉咙并人迎，挟舌本而终。）其支者，从肺出，络心，注胸中。（支者，自神藏之际从肺络心至胸，以上俞府诸穴。足少阴经止于此而接手厥阴经也。）是动则病饥不欲食，（水中有火为脾之母，其火不生土则脾虚，虽饥不能食矣。）面如漆柴，咳唾则有血，喝喝而喘，（肾之本色见者，精衰故也。吐血与喘，水虚而火刑金也。）坐而欲起，目䀮䀮如无所见，（坐而欲起，阴虚则不能静也；肾虚则瞳神昏眩，故无所见也。）心如悬，若饥状，（相火不宁，君主亦不自安也；如悬若饥，心肾不交也。）气不足则善恐，心惕惕如人将捕之，是为骨厥。（肾志恐，故如捕也；肾主骨，故为骨厥。）是主肾所生病者，口热舌干，咽肿，上气嗌干及痛，烦心心痛，（经脉之病也。）黄疸，肠澼，（黄疸、肠澼，咎由湿热，水虚者多有之。）脊股内后廉痛，痿厥，嗜卧，足下热而痛。（皆经脉所及之。病精竭者，神疲，故嗜卧；身半以下，肾所主也，故足痛。）

手厥阴心包络

心主手厥阴心包络之脉，起于胸中，（心主者，心之所主也。包络为心之府故名。）出属心包络，下膈，历络三焦。（包络为心君之外卫，三焦为脏腑之外卫，故为表里而相络，诸经皆无历字，独此有之，达上中下也。）其支者，循胸出胁，下腋三寸，（腋下三寸天池，手厥阴经穴始此。）上抵腋下，循臑内，行太阴少阴之间，（上抵腋下之天泉，循臑内，行太阴少阴之间，以手之三阴，厥阴在中也。）入肘中，下臂，行两筋之间，（入肘中曲泽也。下臂行两筋之间，郄门、间使、内关、大陵也）入掌中，循中指，出其端。（掌中，劳宫也。中指端，中冲也。手厥阴经止于此。）其支者，别掌中，循小指次指，出其端。（次指者，无名指也。支者，自劳宫别行无名指端而接手少阳经也。）是动则病手心热，臂肘挛急，腋肿，甚则胸胁支满，心中憺憺大动，（皆经脉之所及。）面赤目黄，喜笑不休。（心之华在面，在声为笑，故见症如上。）是主脉所生病者，（心主血脉。）烦心，心痛，掌中热。（经脉病也。）

三焦手少阳之脉，起于小指次指之端，上出两指之间，（即小指次指之间，液门、中渚穴。）循手表腕，出臂外两骨之间，（手表腕，阳池也。臂外两骨间，外关、支沟等穴。）上贯肘，循臑外，上肩而出足少阳之后，（上贯肘之天井，循臑外历清冷渊、消泺、臑会，上肩髎，自天髎而交出足少阳之后也。）**入缺盆，布膻中，散络心包，下膈，循属三焦。**（内行者，入缺盆，复由足阳明之外，下布膻中，散络心包，相为表里，自上焦下膈循中焦，以约下焦）。**其支者，从膻中上出缺盆，上项系耳后，直上出耳上角，以屈下颊至顷。**（其支行于外者，自膻中上缺盆，会于督脉之大椎，循天牖，系耳后之翳风、瘈脉、颅息，出耳上角，过足少阳之悬厘、颔厌，下行耳颊至顷。）**其支者，从耳后入耳中，出走耳前，过客主人前交颊，至目锐眦。**（此支从耳后翳风入耳中，过手太阳之听宫，出走耳前，过足少阳之客主人交颊，上丝竹空至目锐眦，会于瞳子髎。手少阳经止于此而接足少阳之经也。）**是动则病耳聋浑浑焞焞，嗌肿，喉痹。**（经脉所过之病。）**是主气所生病者，**（三焦为水府，水气必由于气。）**汗出，目锐眦痛，颊痛，耳后、肩、臑、肘、臂外皆痛，小指次指不用。**（三焦出气以温肌肉，充皮肤，故为汗出。诸病皆经脉所过也。）

足少阳胆

胆足少阳之脉，起于目锐眦，上抵头角，下耳后，（由听会、客主人抵头角，下耳后行天冲、浮白、窍阴、完骨。）**循颈行手少阳之前，至肩上，却交出手少阳之后，入缺盆。**（循颈过手少阳之天牖，行少阳之前，下至肩上，循肩井复交出手少阳之后，过督脉之大椎而入于足阳明缺盆之外。）**其支者，从耳后入耳中，出走耳前，至目锐眦后。**

（从耳后颞颥过手少阳之翳风，过手太阳之听宫，出走耳前，复自听会至目锐眦。）其支者，别锐眦，下大迎，合于手少阳，抵于䪼，（支者，别自目外眦，下足阳明大迎，由手少阳之丝竹空、和髎而抵于䪼。）下加颊车，下颈合缺盆，（自颊车下颈，循本经之前与前之入缺盆者会合。）以下胸中，贯膈，络肝属胆，循胁里，出气街，绕毛际，横入髀厌中。（下胸，当手厥阴天池之分；贯膈，足厥阴期门之分；络肝木经日月之分；属胆而相为表里。乃循胁里，由足厥阴章门下行，出足阳明气街，绕毛际合于足厥阴，以横入髀厌中环跳穴。）其直者，从缺盆下腋，循胸，过季胁，下合髀厌中，（直而行于外者，从缺盆下行，复与前之入髀厌者会合。）以下循髀阳，出膝外廉，下外辅骨之前，（髀阳，髀之外侧也。辅骨，膝两旁高骨也。由髀阳历中渎、阳关，出膝外廉，下外辅骨之前，自阳陵泉以下阳交等穴。）直下抵绝骨之端，下出外踝之前，循足跗上，入小趾次趾之间。（外踝上骨际曰绝骨，阳辅穴也。下循悬钟，循足面入小趾次趾之间，至窍阴穴。足少阳经止于此。）其支者，别跗上入大趾之间，循大趾歧骨内，出其端，还贯爪甲，出三毛。（足大趾次趾本节后骨缝为歧骨，大趾爪甲后二节间为三毛。自此接足厥阴经。）是动则病口苦，善太息，（胆病液溢，故口苦，胆郁则太息。）心胁痛不能转侧，（别脉贯心循胁。）甚则面微有尘，体无膏泽，（别脉散于面，胆受金残则燥证见矣。）足外反热，是为阳厥。（本经脉出外踝之前，故足外反热，热上逆名阳厥。）是主骨所生病者，（胆而主骨病者，乙癸同元也。）头痛，颔痛，目锐眦痛，缺盆中肿痛，腋下肿，马刀侠瘿，（马刀，瘰疬也；侠瘿，侠颈之瘤也。）汗出，振寒疟，（少阳居三阳之中，半表半里，故阳胜则汗出，风胜则振寒而为疟也。）胸、胁肋、髀、膝外至胫、绝骨、外踝前及诸节皆痛，小趾次趾不用。（皆经脉所过之病。）

足厥阴肝

肝足厥阴之脉，起于大趾丛毛之际，（丛毛，即三毛也。）上循足跗上廉，去内踝一寸，（足面上行间、太冲也。内踝一寸，中封也。）上踝八寸，交出太阴之后，上腘内廉，（上踝过足太阴之三阴交，历蠡沟、中都，交出太阴之后，上腘内廉，至膝关、曲泉也。）循股阴，入毛中，环阴器，（股阴，内侧也。循股内之阴包、五里、阴廉，上会于足太阴之冲门、府舍，入阴毛中，急脉左右相交，环绕阴器，而会于任脉之曲骨。）抵小腹，挟胃，属肝，络胆，（入小腹会于任脉之中极、关元，循章门至期门，挟胃属肝，下足少阳日月之所络胆，肝胆为表里。）上贯膈，布胁肋，（贯膈行足太阴食窦之外，大包之里；布胁肋，上足少阳渊腋、手太阴云门，足厥阴经穴止此。）循喉咙之后，上入颃颡，连目系，上出额，与督脉会于巅。（颃颡，咽颡也。目内深处为目系。其内行而上者，循喉咙后，入颃颡，行足阳明大迎、地仓、四白之外，内连目系，上出足少阳阳白之外，临泣之里，与督脉会于巅之百会穴。）其支者，

从目系下颊里，环唇内。（从目系下行任脉之外，本经之里，下颊环唇。）**其支者，复从肝别贯膈，上注肺。**（从前期门属肝之所，行足太阴食窦之外，本经之里，别贯膈，上注肺。下行挟中脘之分，复接手太阴肺经，十二经脉一周已尽也。）**是动则病腰痛不可以俯仰，**（支别者与太阴、少阳之脉同结腰、踝，故腰痛。）**丈夫㿉疝，妇人少腹痛，**（脉绕阴器，故控睾而痛为疝症。妇人少腹肿，亦疝也。）**甚则嗌干，面尘脱色。**（脉循喉上额，支者从目系下颊，故其病如此。）**是肝所生病者，胸满，呕逆，飧泄，狐疝，遗溺，闭癃。**（上行者挟胃贯膈，下行者过阴器，故为是诸病。）

奇经经络

任脉者，起于中极之下，以上毛际，循腹里，上关元，至咽喉，上颐，循面入目。（以下任、督、冲、跻皆奇经也，无表里配合，故谓之奇。中极，任脉穴也，在曲骨上一寸。中极之下为胞宫，任、督、冲三脉皆起于胞宫，而出于会阴，任由会阴而行腹，督由会阴而行背，冲由会阴出并少阴而散胸中。）

冲脉者，起于气街，并少阴之经挟脐上行，至胸中而散。（起者，外脉所起，非发源也。气街，即气冲，在毛际两旁。起于气街，并足少阴之经会于横骨、大赫等十一穴，挟脐上行至胸中而散。此冲脉之前行者也。然少阴之脉上股内后廉，贯脊属肾，冲脉亦入脊内，伏冲之脉，然则冲脉之后行者，当亦并少阴无疑也。）

任脉为病，男子内结七疝，女子带下瘕聚。（任脉自前阴上毛际，行腹里，故男女之为病若此也。）

冲脉为病，逆气里急。（冲脉挟脐上行，至胸。气不顺则逆，血不和则急也。）

督脉为病，脊强反折。（督脉贯脊，故病如此）。**督脉起于少腹以下骨中央，女子入系廷孔，**（少腹乃胞宫之所，居骨中央者，横骨下近外之中央也。廷，正也，直也。廷孔，溺孔也。）**其孔溺孔之端也。**（女人溺孔在前阴中，横骨之下，孔之上际谓之端，乃督脉外起之所。虽言女子，然男子溺孔，亦在横骨下中央，第为宗筋所函，故不见耳。）**其络循阴器，合篡间，绕篡后，**（篡者，交篡之义，即前后二阴之间。）**别绕臀，至少阴与巨阳中络者合，少阴上股内后廉，贯脊属肾；**（足少阴之脉上股内后廉，足太阳之脉外行者过髀枢，中行者挟脊贯臀，故此督脉之别绕臀至少阴之分，与巨阳中络者合，少阴之脉并行而贯脊属肾也。）**与太阳起于目锐眦，上额交巅，上入络脑，还出别下项，循肩髆内，挟脊抵腰中，入循膂络肾。**（此亦督脉之别络，并足太阳经上头下项，挟脊抵腰，复络于肾。其直行者自尻上脊下头，由鼻而至人中也。）**其男子循茎下至篡，与女子等。其少腹直上者，贯脐中央，上贯心入喉，上颐，环唇，上系两目之下中央。**（此自少腹直上者，皆任脉之道，而此列为督脉。启玄子引《古经》云：任脉循背谓之督脉，自少腹直上者，谓之任脉，亦谓之督脉。）**此生病从少腹上冲心而痛，不得前后为冲疝。**（此督脉自脐上贯心，故为病如此，名为冲疝，实兼冲任而为病也。）**其女子不孕、癃、痔、遗溺、嗌干。**（女子诸症虽由督脉所生，实亦任、冲之病。王氏曰：任脉者，女子得之以任养也；冲脉者，以其气上冲也；督脉者，督领诸脉之海也。三脉皆由阴中而上，故其病如此。）**督脉生病治督脉，治在骨上，甚者在脐下营。**（骨上，谓曲骨上毛际中；脐下营，谓脐下一寸，阴交穴也，皆任脉之穴而治督脉之病。正以脉虽有三，论治但言督脉，而不云任冲，所用之穴亦以任为督，可见三脉同体，督即任冲之纲领，任冲即督之别名耳）。

跻脉者，少阴之别，起于然谷之后，（跻脉有二，曰阴跻，曰阳跻。少阴之别，肾经之别络也。然谷之后，照海也。此但言阴跻，未及阳跻，唯《缪刺论》曰：邪客于足阳跻之脉，刺外踝之下半寸所。盖阳跻为太阳之别，故《难经》曰：阳跻脉起于跟中，循外踝上行，入风池。阴跻脉亦起于跟中，循内踝上行，至咽喉，交贯冲脉，故阴跻为足少阴之别，起于照海；阳跻为足太阳之别，起于申脉。庶得其详也。）**上内踝之上，直上循阴股入阴，上循胸里，入缺盆，上出人迎之前，入頄属目锐眦，合于太阳、阳跻而上行。气并相还则为濡目，气不荣则目不合。**（自内踝直上和阴循胸，皆并足少阴上行也。然足少阴之直者，循喉咙而挟舌本，此则入缺盆，上出人迎之前，入頄属目锐眦，以合于足太阳之阳跻，是跻脉有阴阳之异也。阴跻、阳跻之气并行回还而濡润于目，若跻气不荣则目不能合，阳盛则目张，阴盛则目瞑。目之瞑与不瞑，皆跻脉为之主也。）

（按：阴维脉起于诸阴之交，其脉发于足少阴筑宾穴，为阴维之郄，在内踝上五寸腨肉分中，上循股内廉，上行入少腹，会足太阴、厥阴、少阴、阳明于府舍，上会足太阴于大横、腹哀，循胁肋会足厥阴于期门，上胸膈，挟咽，与任脉会于天突、廉泉，上至顶前而终。）

阳维脉起于诸阳之会，其脉发于足太阳金门穴，在足外踝下一寸五分；上外踝七寸，会足少阳于阳交，为阳维之郄，循膝外廉上髀厌，抵小腹侧会足少阳于居髎，循胁肋斜上肘上，会手阳明、足太阳于臂臑，过肩前与少阳会于臑会、天髎，却会手足少阳、足阳明于肩井，入肩后会手太阳、阳跻于臑俞，上循耳后，会手足少阳于风池，上脑空、承灵、正营、目窗、临泣，下额与手足少阳、阳明五脉会于阳白，循头入耳，上至本神而止。

带脉起于季胁足厥阴之章门穴，同足少阳循。带脉围身一周如束带然，又与足太阳会于五枢、维道。

二跻为病苦癫痫，寒热，皮肤淫痹，少腹痛，里急，腰及髋窌下相连阴中痛，男子阴疝，女人漏下。

二维为病，阴阳不能相维，则怅然失志，溶溶不能自收持。阳维为病苦寒热，阴维为病苦心痛；阳维主表，阴维主里。

带脉为病，腹满，腰溶溶坐水中，妇人小腹痛，里急后重瘛疭，月事不调，赤白带下。

仰人骨度部位图

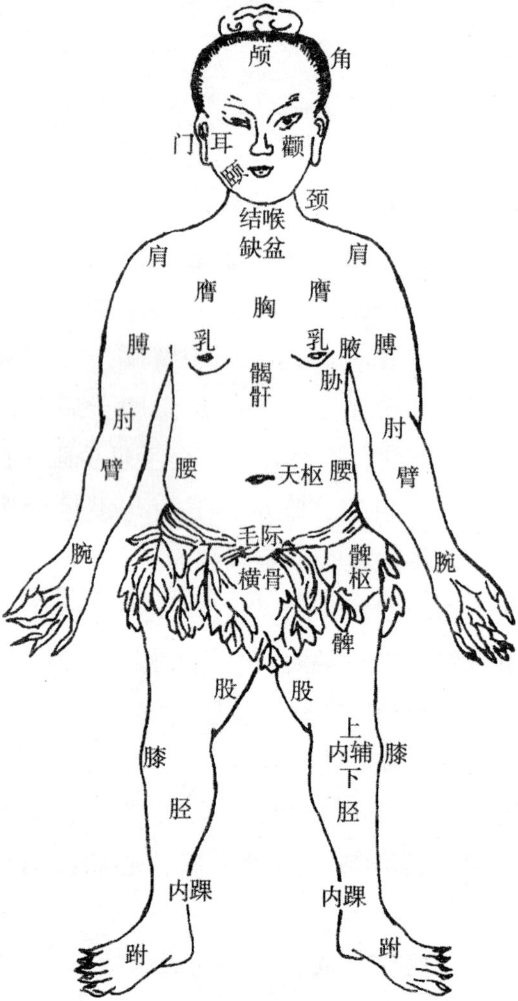
颃
角
门
耳
颧
颐
颈
结喉
缺盆
肩
肩
膺
胸
膺
膊
乳
乳
腋
膊
髑骭
胁
肘
肘
臂
腰
天枢
腰
臂
毛际
腕
髀枢
横骨
腕
髀
股
股
上
内辅
下
膝
膝
胫
胫
内踝
内踝
跗
跗

伏人骨度部位图

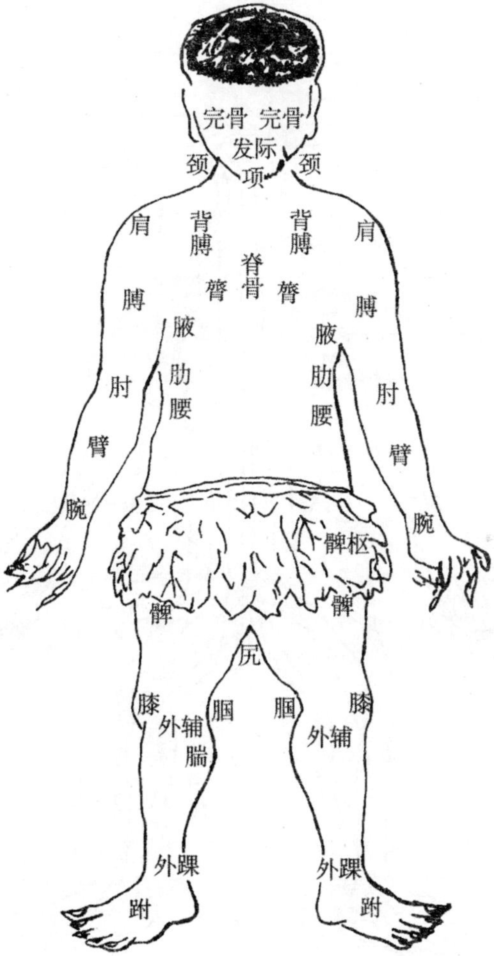
完骨
完骨
发际
颈
项
颈
肩
背
膊
背
膊
肩
脊
骨
膂
膂
膊
膊
腋
腋
肘
肋
腰
肋
腰
肘
臂
臂
腕
腕
髀枢
髀
髀
尻
膝
腘
腘
膝
外辅
腨
外辅
外踝
外踝
跗
跗

仰人全图

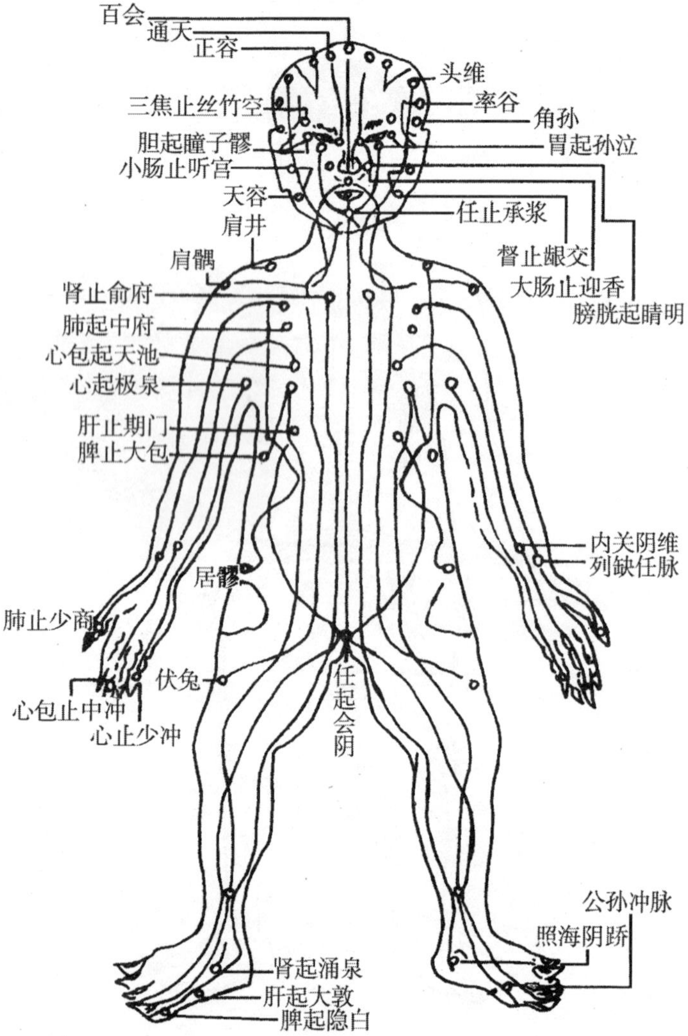
百会
通天
正容
头维
三焦止丝竹空
率谷
角孙
胆起瞳子髎
胃起孙泣
小肠止听宫
天容
任止承浆
肩井
督止龈交
肩髃
大肠止迎香
肾止俞府
膀胱起睛明
肺起中府
心包起天池
心起极泉
肝止期门
脾止大包
内关阴维
列缺任脉
居髎
肺止少商
伏兔
任起会阴
心包止中冲
心止少冲
公孙冲脉
照海阴跻
肾起涌泉
肝起大敦
脾起隐白

伏人全图

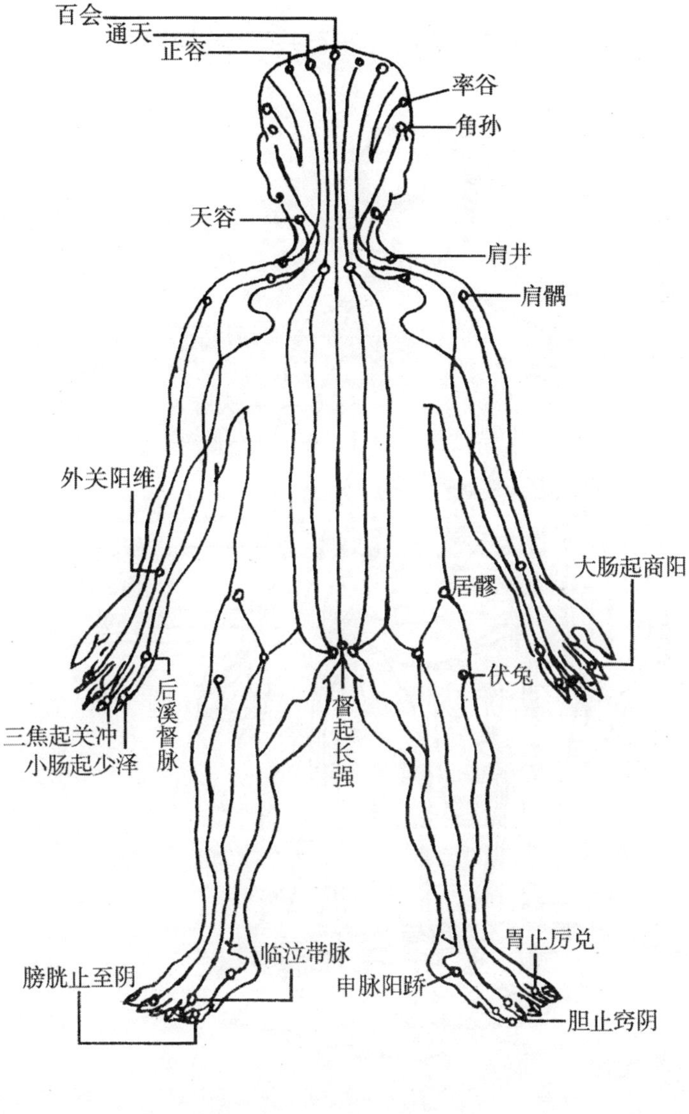
百会
通天
正容
率谷
角孙
天容
肩井
肩髃
外关阳维
大肠起商阳
居髎
后溪督脉
伏兔
三焦起关冲
小肠起少泽
督起长强
胃止厉兑
临泣带脉
膀胱止至阴
申脉阳跻
胆止窍阴

十二经络图

手太阴肺经（左右共二十二穴）

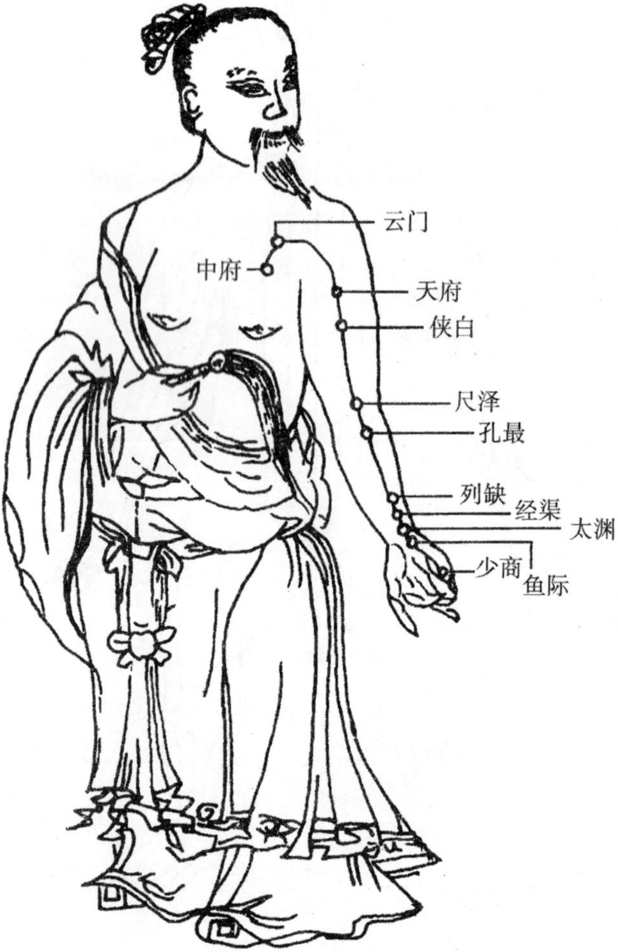

肺

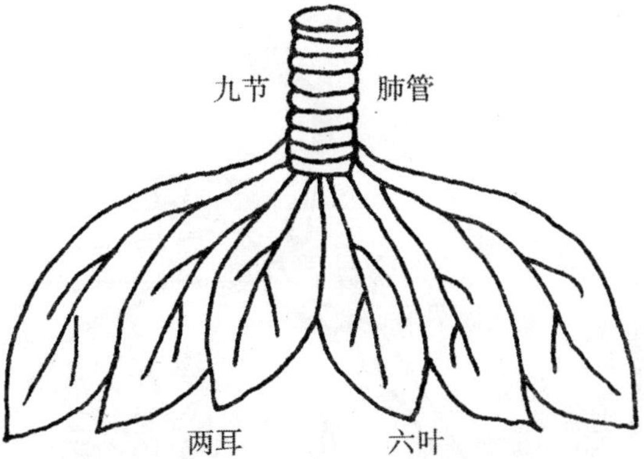

肺者，相傅之官，治节出焉。其形四垂，附着于脊之第三椎中，有二十四空，行列分布，以行诸脏之气，为脏之长，为心之盖。是经常多气少血，其合皮也，其荣毛也，开窍于鼻。《难经》曰：肺重三斤三两，六叶两耳，凡八叶，主藏魄。华元化曰：肺者，生气之原，乃五脏之华盖。肺叶白莹谓为华盖，以覆诸脏，虚如蜂窠，下无透窍，吸之则满，呼之则虚，一呼一吸，消息自然，司清浊之运化，为人身之橐籥。

肺者，市也。百脉朝会之处所也。凡饮食入胃，不敢自专，地道卑而上行，上朝于肺，肺乃天道，下济而光明。水津四布，五经并行，下输膀胱，小便自利。岂以肺如都市？聚他处之物而仍散之他处，故字从肉从市。

手阳明大肠经（左右共四十穴）

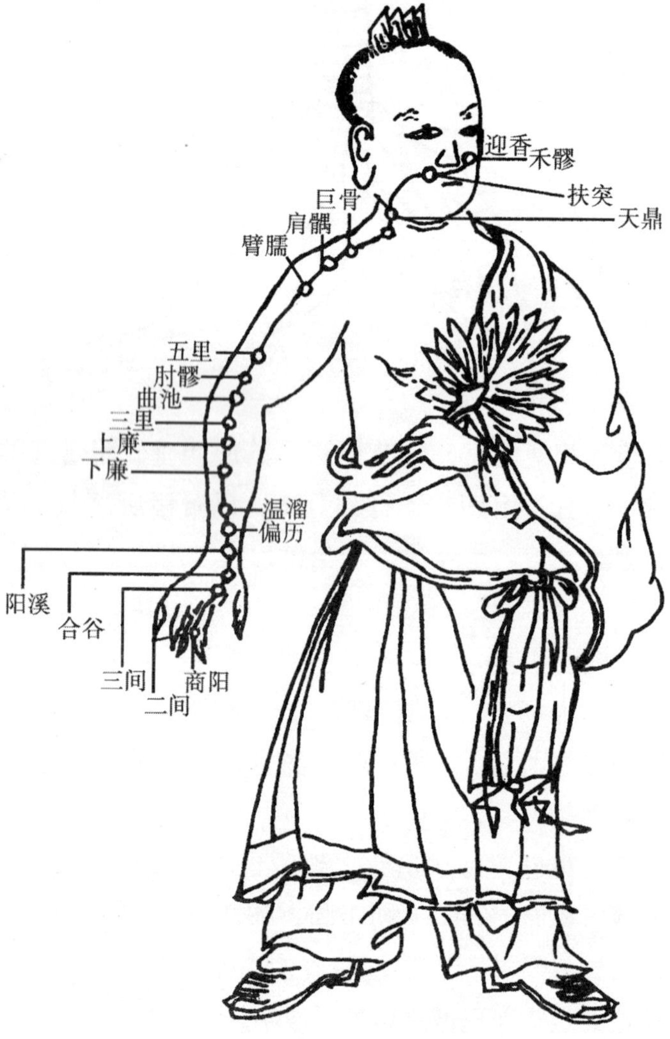

大肠

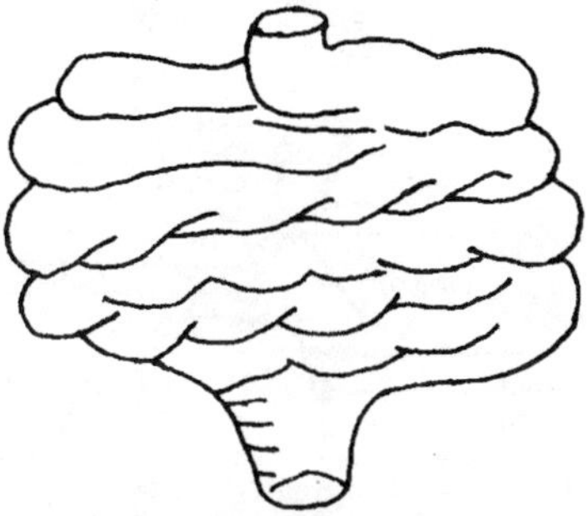

大肠者，传道之官，变化出焉。回肠当脐，左回十六曲，大四寸，径一寸寸之少半，长二丈一尺，受谷一斗，水七升半。广肠传脊，以受回肠，乃出滓秽之路，大八寸，径二寸寸之大半，长二尺八寸，受谷九升三合八分合之一。是经多气多血。《难经》曰：大肠重二斤十二两，肛门重十二两。按：回肠者，以其回叠也；广肠者，即回肠之更大者；直肠者，又广肠之末节也，下连肛门，是为谷道。后阴，一名魄门，总皆大肠也。

大肠为传道之官，有变易之义，上受胃家之糟粕，下输于广肠，旧谷出而新谷可进，故字从肉从易。又畅也，通畅水谷之道也。

大肠上口即小肠下口。

足阳明胃经（左右共九十穴）

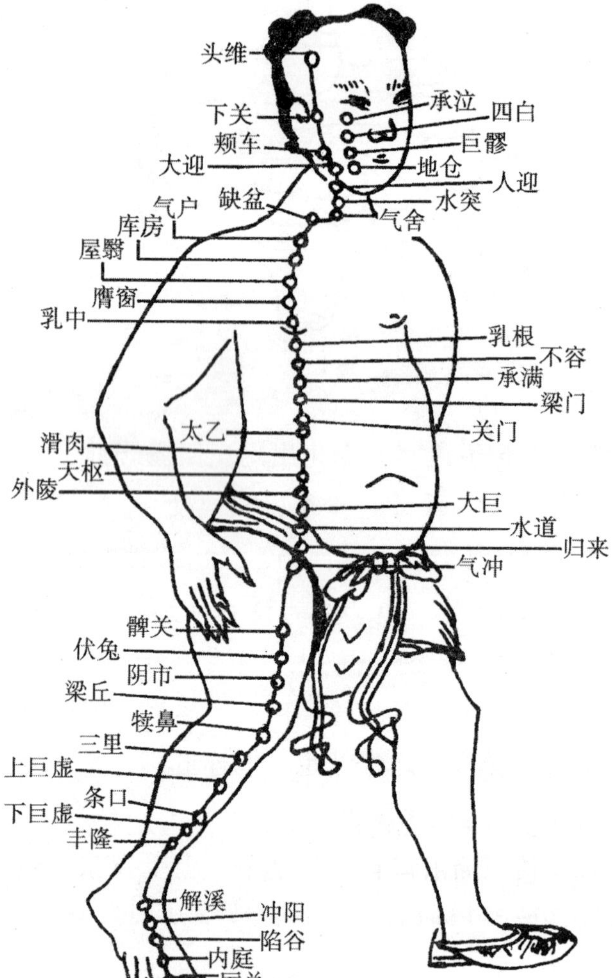

胃

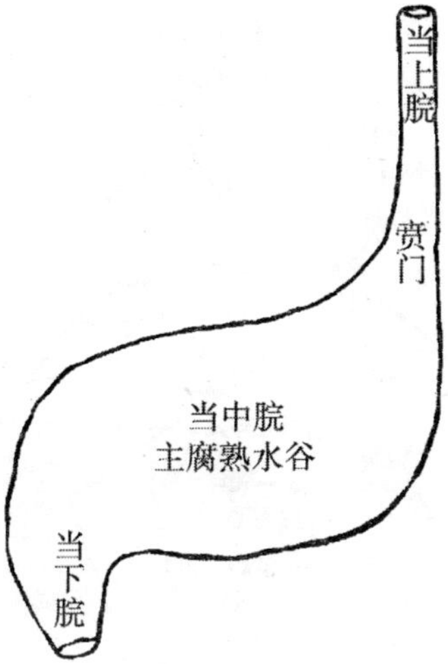

胃之上口名曰贲门，饮食之精气从此上输于脾，肺宣发于诸脉。脾胃者，仓廪之官，五味出焉。胃者，水谷气血之海也。胃大一尺五寸，径五寸，长二尺六寸，横屈受水谷三斗五升，其中之谷常留二斗、水一斗五升而满。是经多气多血。《难经》曰：胃重二斤一两。

胃者，汇也。饮食汇聚于此，而为谷之府也。

胃之下口，即小肠上口，名幽门。

足太阴脾经（左右共四十二穴）

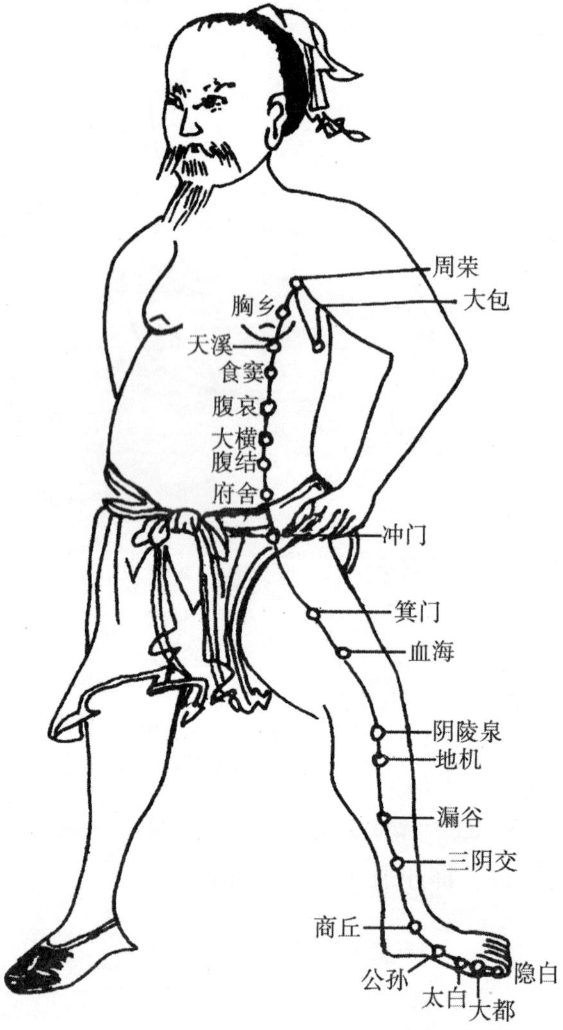

脾

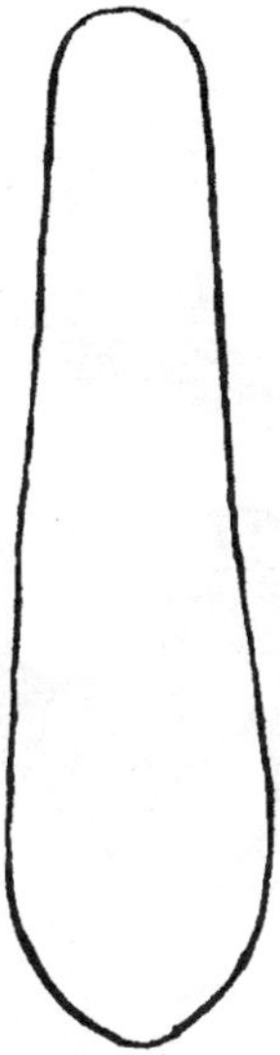

脾者，仓廪之官，五味出焉。形如刀镰，与胃同膜而附其上，之左俞当十一椎下。闻声则动，动则磨胃而主运化，其合肉也，其荣唇也，开窍于口。是经常多气少血。《难经》曰：脾重二斤三两，广扁三寸，长五寸，有散膏半斤，主裹血，温五脏，主藏意与志。滑氏曰：掩乎太仓。华元化曰：脾主消磨五谷，养于四傍。

脾者，卑也。在胃之下，裨助胃气，以化谷也。《遗篇·刺法论》曰：脾为谏议之官，知周出焉。

手少阴心经（左右共十八穴）

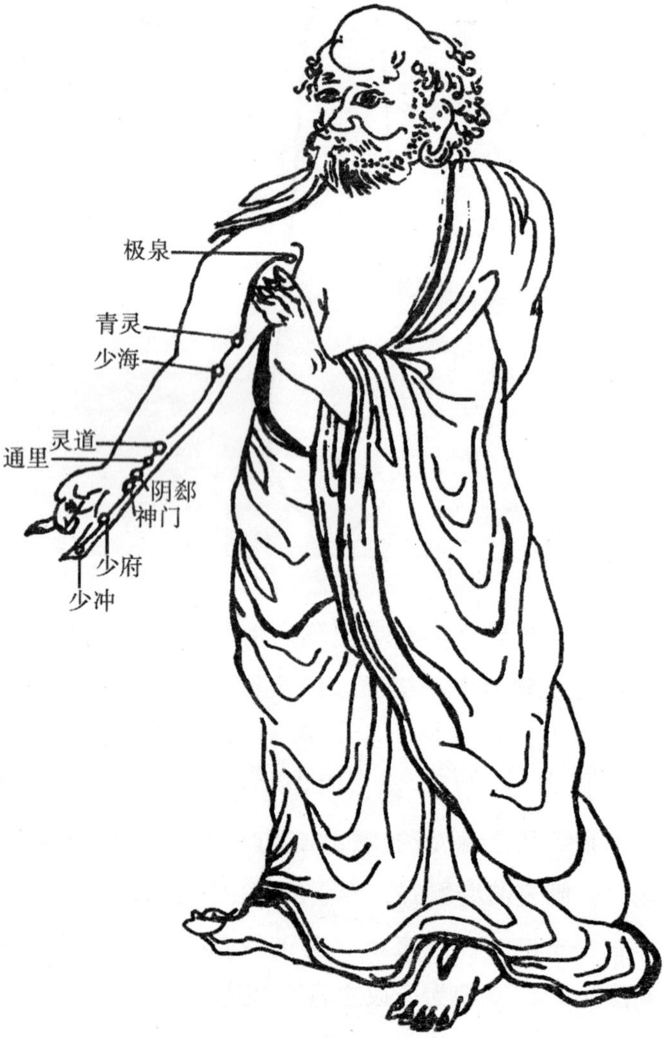

心

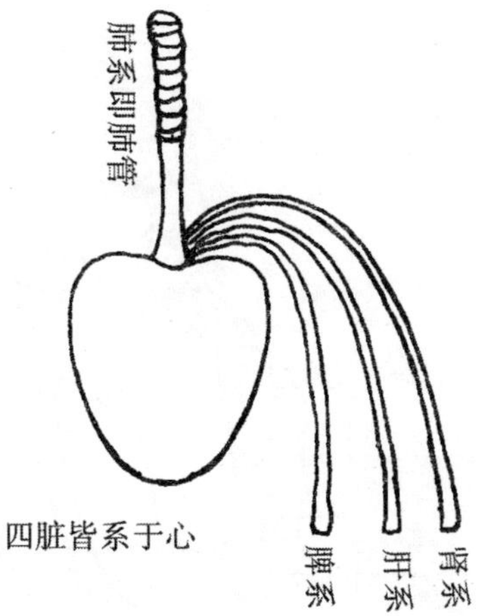

心者，君主之官，神明出焉。心居肺管之下，膈膜之上，附着脊之第五椎。是经常少血多气。其合脉也，其荣色也，开窍于耳，又曰舌。《难经》曰：心重十二两，中有七孔三毛，盛精汁三合。主藏神。心象尖圆，形如莲蕊，其中有窍，多寡不同，以导引天真之气，下无透窍，上通乎舌，其有四系，以通四脏。心外有赤黄裹脂，是为心包络。心下有膈膜，与脊胁周回相着遮蔽，浊气使不得上熏心肺，所谓膻中也。

心字移之一点于下之左，即火字也。心主火。心者，惺也。言心气旺则能惺惺而运其神明也。

手太阳小肠经（左右共三十八穴）

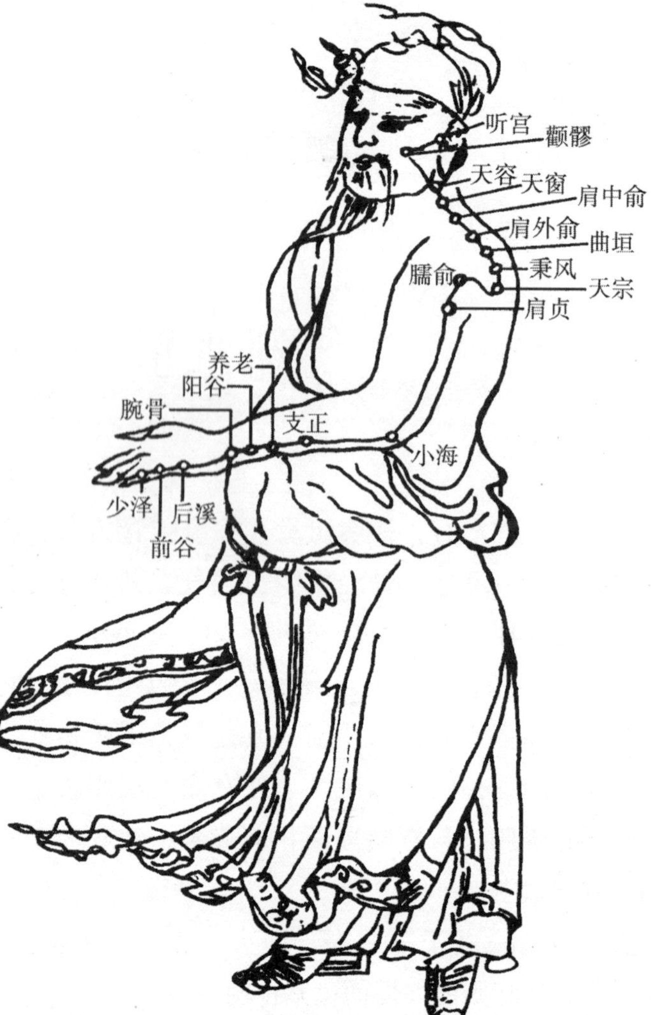

小肠

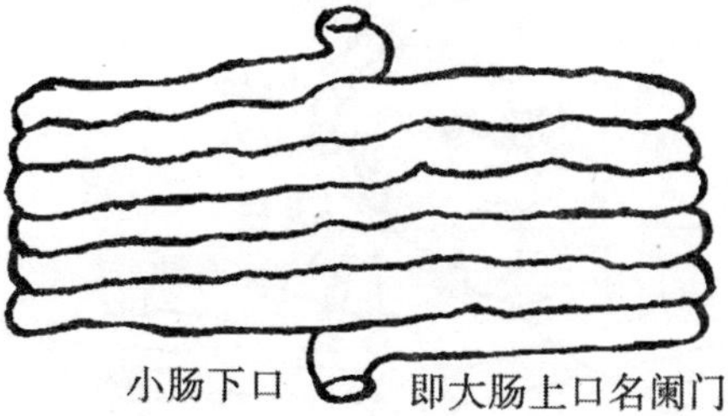

小肠者，受盛之官，化物出焉。小肠后附于脊，前附于脐上，左回叠积，十六曲，大二寸半，径八分之半，长二丈二尺，受谷二斗四升，水六升三合合之大半。小肠上口在脐上二寸近脊，水谷由此而入；复下一寸，外附于脐为水分穴，当小肠下口。至是而泌别清浊，水液渗入膀胱，滓秽流入大肠。是经多血少气。《难经》曰：小肠重二斤十四两。

足太阳膀胱经（左右共一百二十六穴）

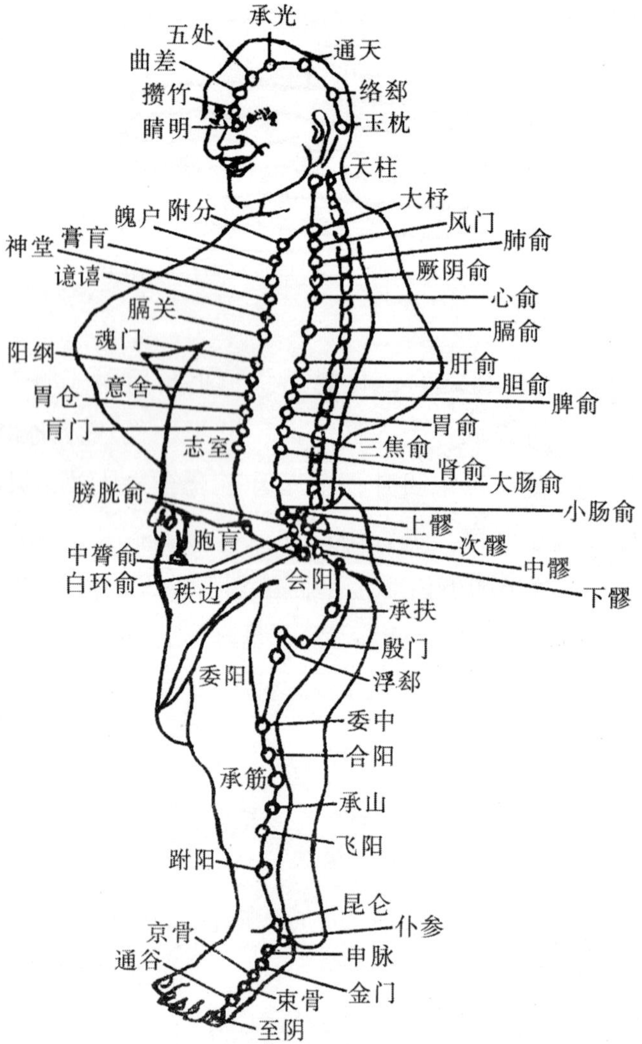

膀胱

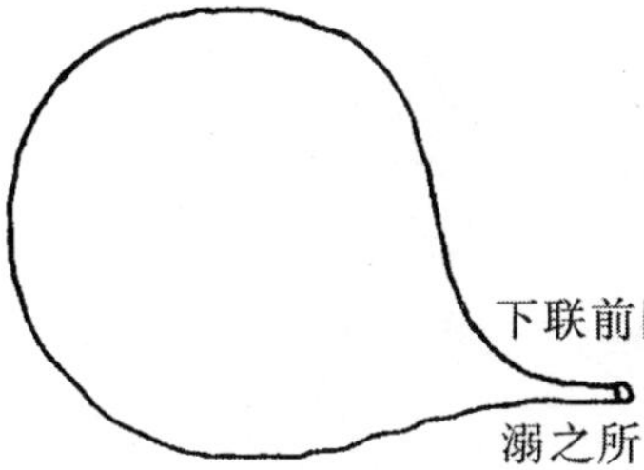

膀胱者，州都之官，津液藏焉，气化则能出矣。膀胱当十九椎，居肾之下，大肠之前，有下口无上口，当脐上一寸水分穴处为小肠下口，乃膀胱上际，水液由此别回肠，随气泌渗而入。其出其入皆由气化，入气不化，则水归大肠，而为泄泻；出气不化，则闭塞下窍，而为癃肿。后世诸书有言其有上口无下口，有言上下俱有者，皆非。是经多血少气。《难经》曰：膀胱重九两二铢，纵广九寸，盛溺九升九合，口广二寸半。

膀者，言其横于前阴之夏，以通水也。胱者，言其质之薄而明也。合而言之，以其由虚而实，旁通水道也。

足少阴肾经（左右共五十四穴）

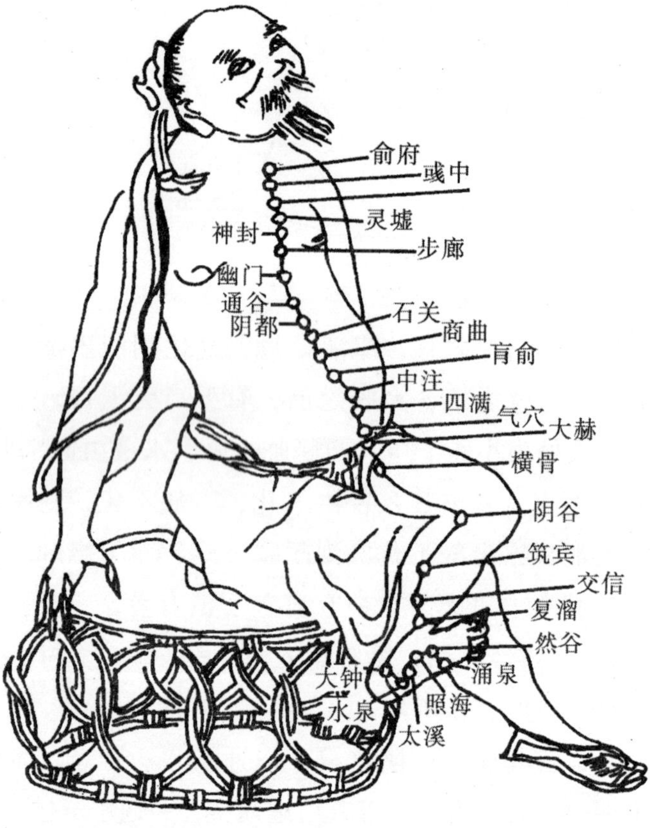

肾

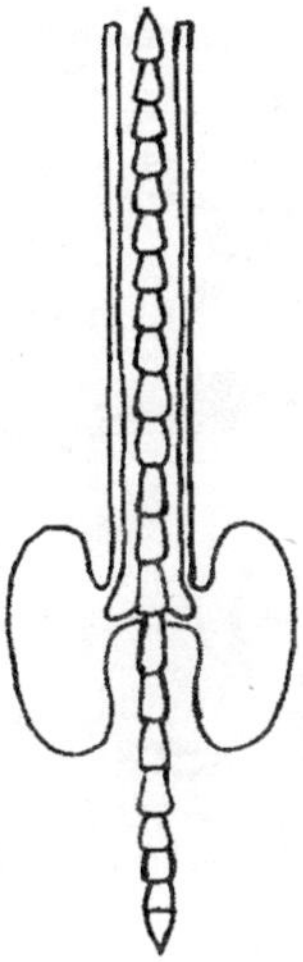

肾者，作强之官，伎巧出焉。肾附于脊之十四椎下。是经常少血多气。其合骨也，其荣发也，开窍于二阴。《难经》曰：肾有两枚，重一斤二两，主藏精与志。华元化曰：肾者，精神之舍，性命之根。肾有两枚，形如豇豆相并，而曲附于脊之两傍，相去合一寸五分。外有黄脂包裹，各有带两条，上条系于心，下条趋脊下大骨，在脊骨之端，如半手许，中有两穴，是肾带经过处，上行脊髓，至脑中，连于髓海。

肾，任也。主骨而任周身之事，故强弱系之。

手厥阴心包络经（左右共一十八穴）

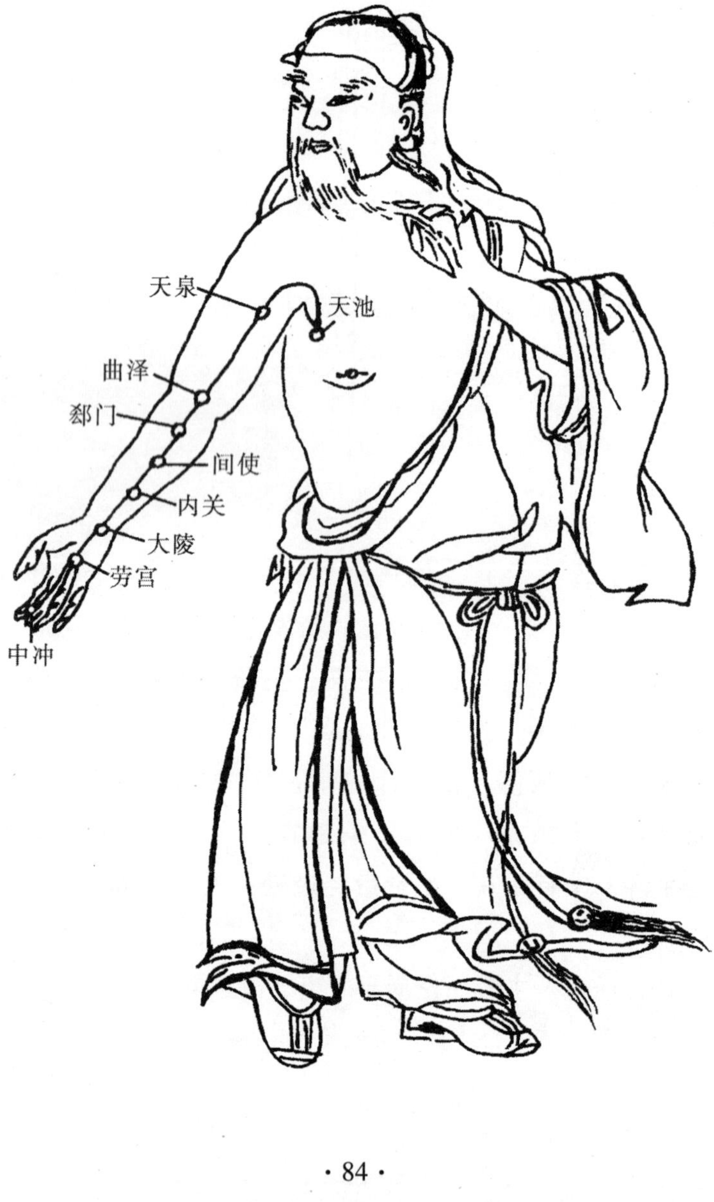

心包络

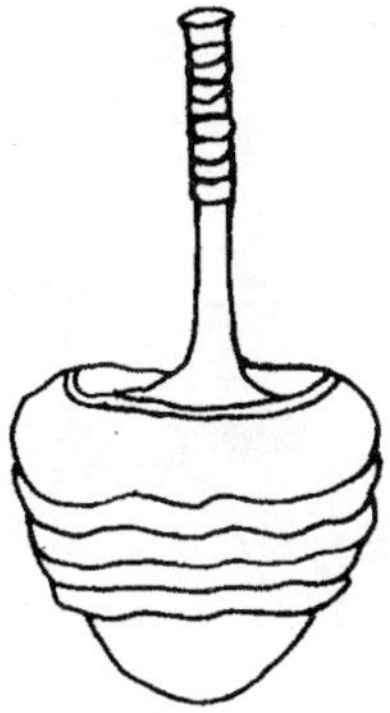

心包一脏，《难经》言其无形。滑伯仁曰：心包，一名手心主，以脏象校之，在心下，横膜之上，竖膜之下，其与横膜相黏也。黄脂裹者，心也。脂漫之外有细筋膜如丝，与心肺相连者心包也。此说为是，凡言无形者非。又按《灵兰秘典论》有十二官，独少心包一官，而多膻中者，臣使之官，喜乐出焉一节，今考心包脏居膈上，经始胸中，正值膻中之所，位居相火，代君行事，实臣使也。此一官者，其即此经之谓欤。

包络者，护卫心主，不使浊气干之，正由君主云有宫城也。

手少阳三焦经（左右共四十六穴）

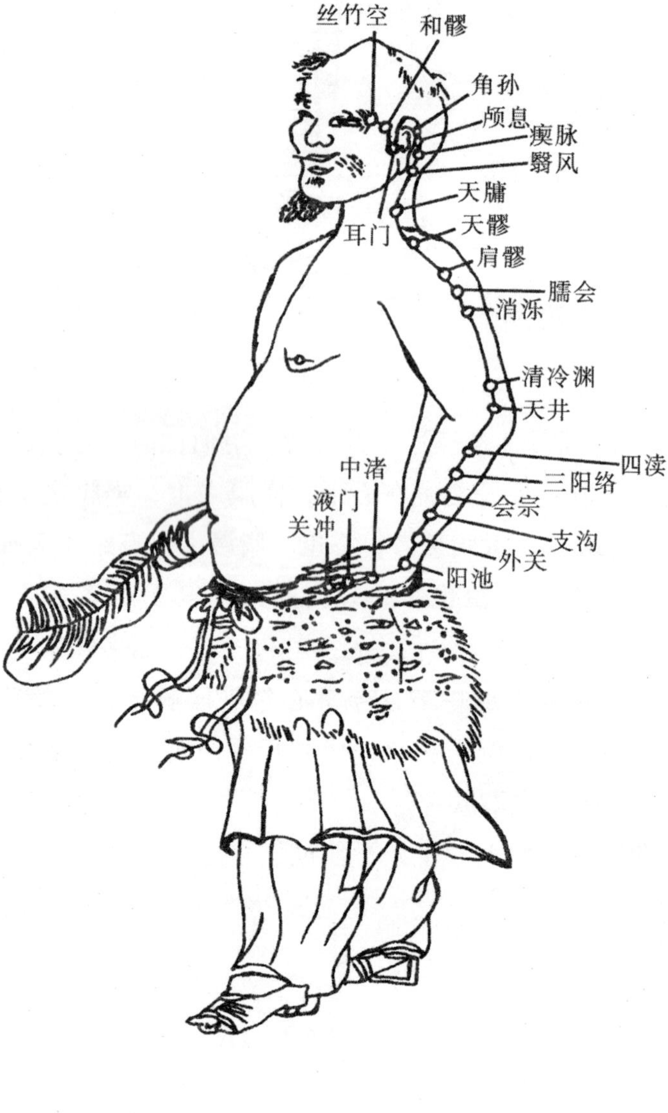

三焦

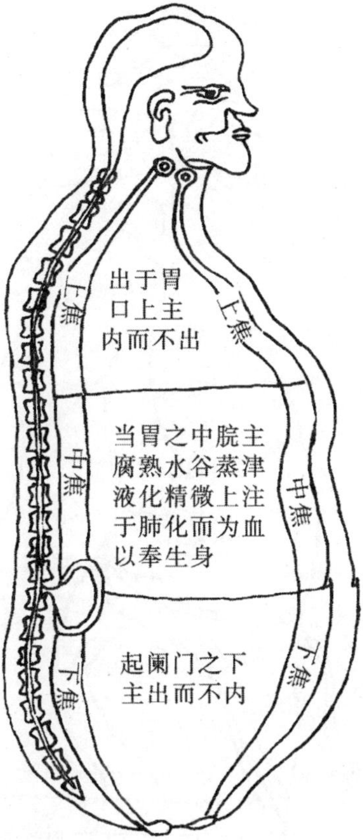

三焦者，决渎之官，水道出焉。是经少血多气。《中藏经》曰：三焦者，人之三元之气也。总领五脏六腑，荣卫经络，内外左右，上下之气。三焦通则内外左右上下皆通。其于周身灌体，和内调外，荣左养右，导上宣下，莫大于此。

三焦者，统上中下而言，故曰三。切近于脏腑故曰焦。

足少阳胆经（左右共八十六穴）

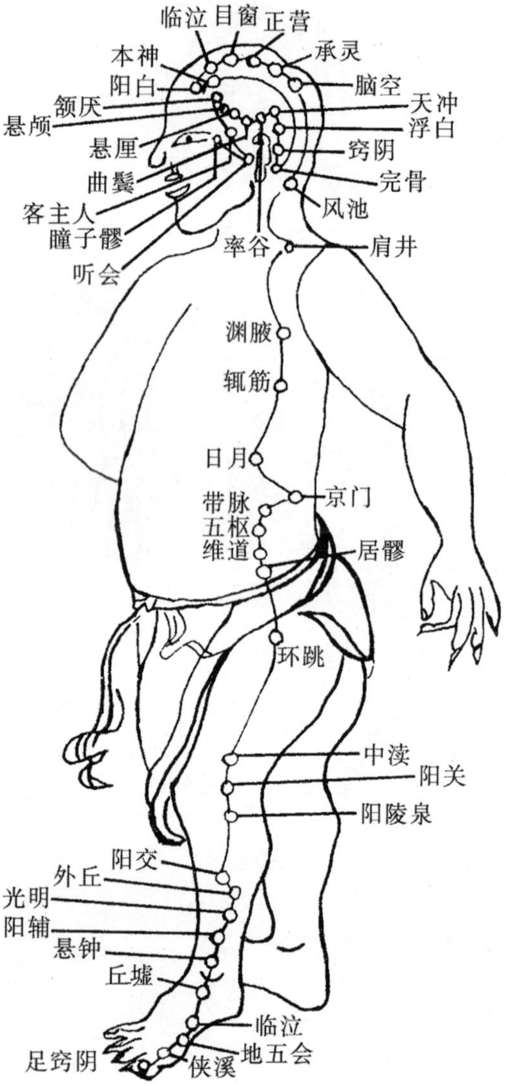

胆

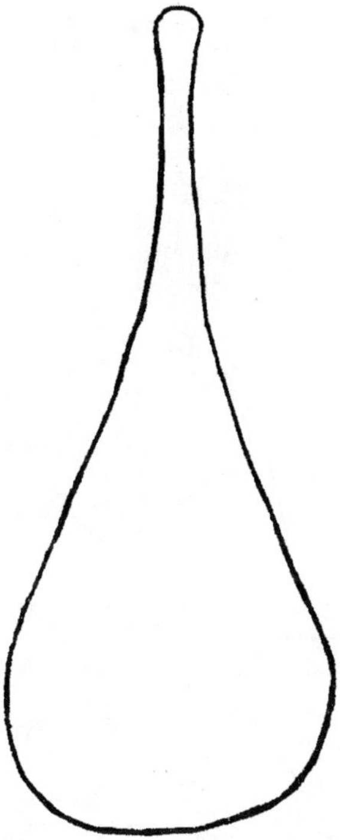

胆者：中正之官，决断出焉。《难经》曰：胆在肝之短叶间，重三两三铢，长三寸，盛精汁三合。是经多血少气。华元化曰：胆者，中清之腑，号曰将军。主藏而不泻。

《六节脏象论》曰：凡十一脏，皆取决于胆也。

胆者，担也。言其有力量，善担当者也。

足厥阴肝经（左右共二十八穴）

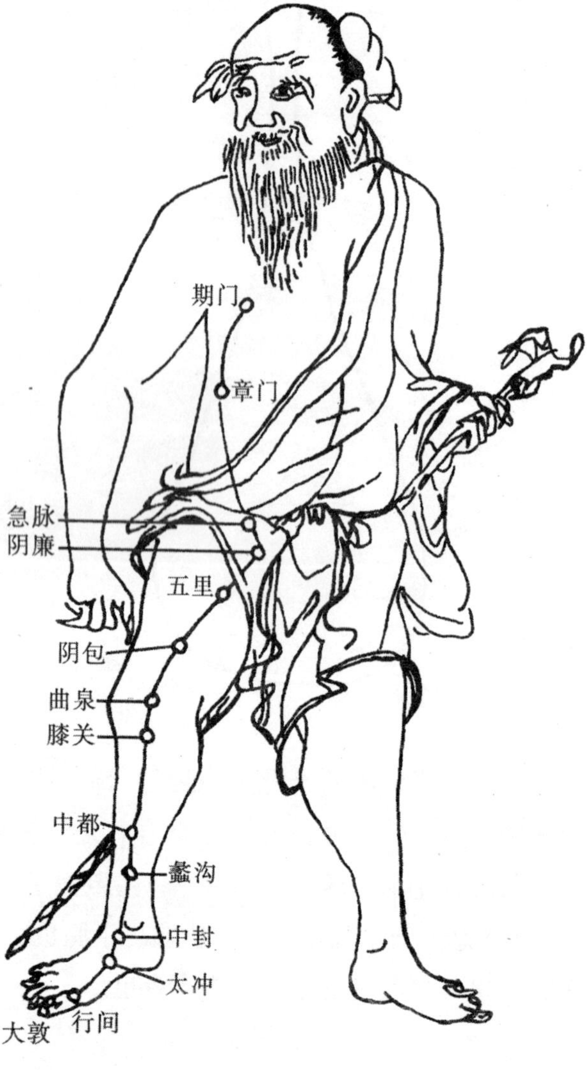

肝

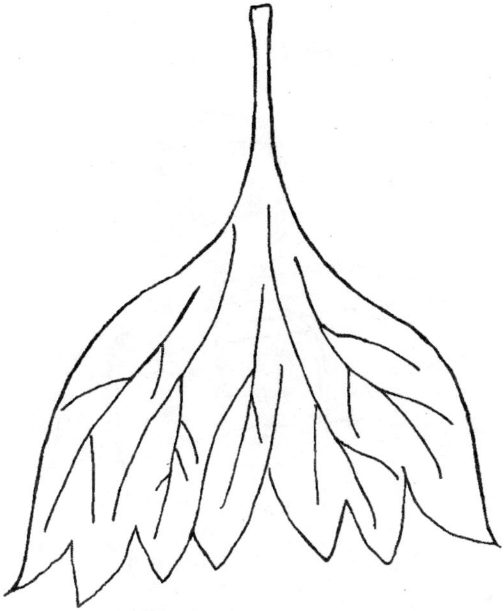

肝者，将军之官，谋虑出焉。肝居膈下，上背脊之九椎下。是经常多血少气。其合筋也，其荣爪也，主藏魂，开窍于目。其系上络心肺，下亦无窍。《难经》曰：肝重二斤四两，左三叶右四叶，凡七叶。《刺禁论》曰：肝生于左。滑氏曰：肝之为脏，其治在左，其脏在右胁、右肾之前并胃，背脊之第九椎。

肝者，干也。其性多动而少静，好干犯他脏者也。

任脉督脉图

任脉（二十四穴）

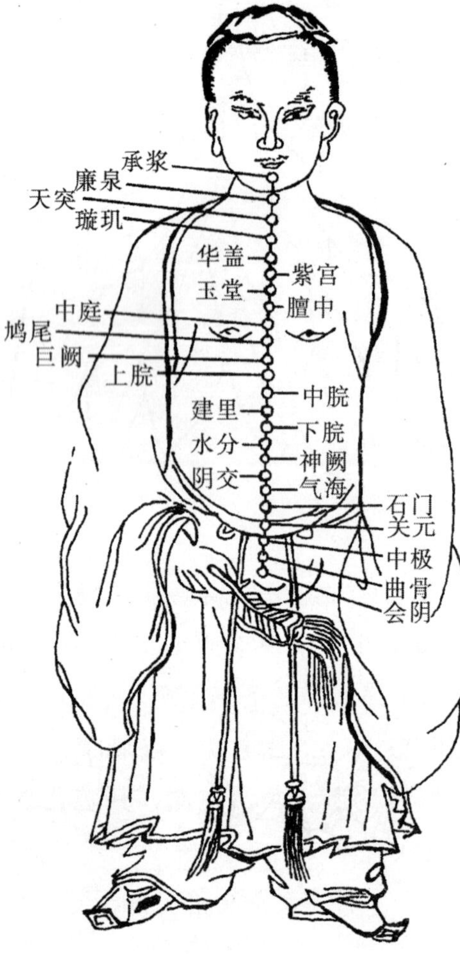

督脉（二十八穴）

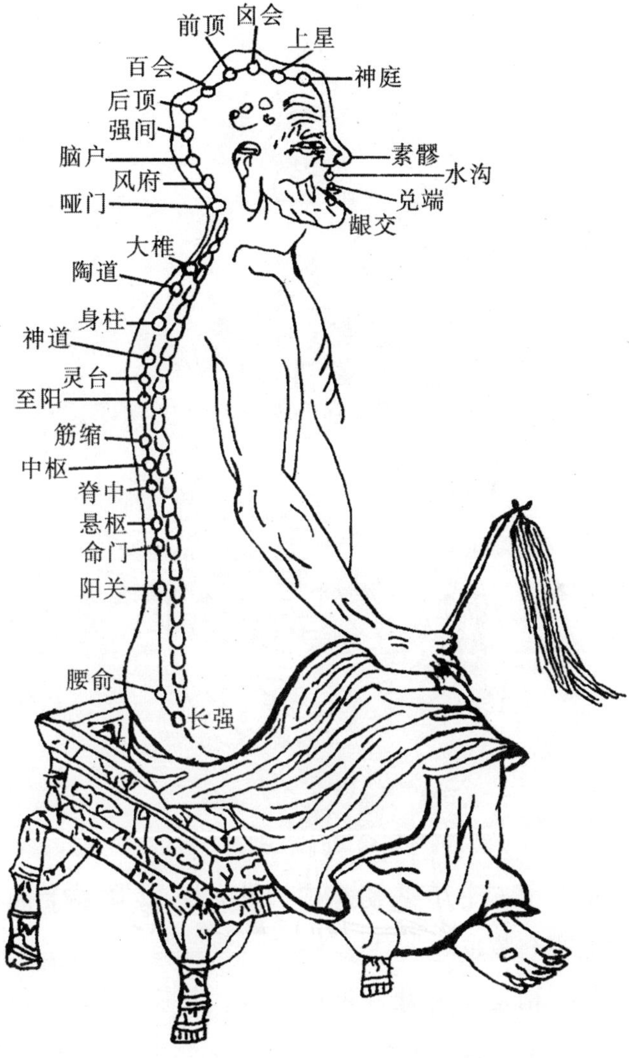

前顶
囟会
上星
百会
神庭
后顶
强间
脑户
素髎
风府
水沟
哑门
兑端
龈交
大椎
陶道
身柱
神道
灵台
至阳
筋缩
中枢
脊中
悬枢
命门
阳关
腰俞
长强

内景图

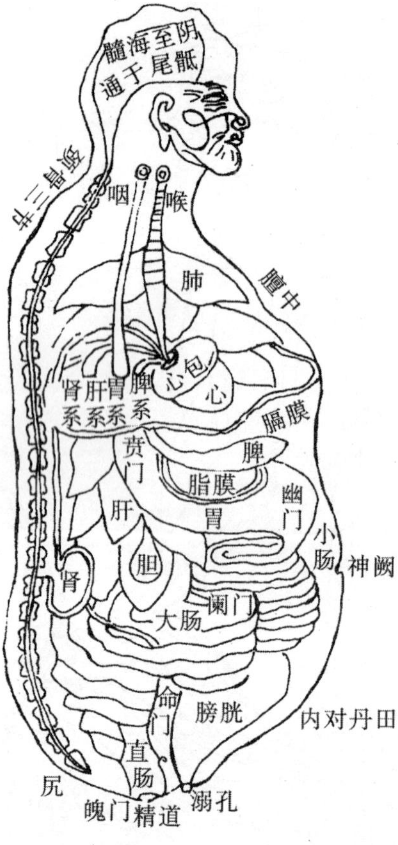

心系七节，七节之傍，中有小心。以肾系十四椎下，由下而上亦七节也。

旧图有精道，循脊背过肛门者，甚属非理，而且无子宫、命门之象，皆大失也。今改正之。

宗营卫三气图

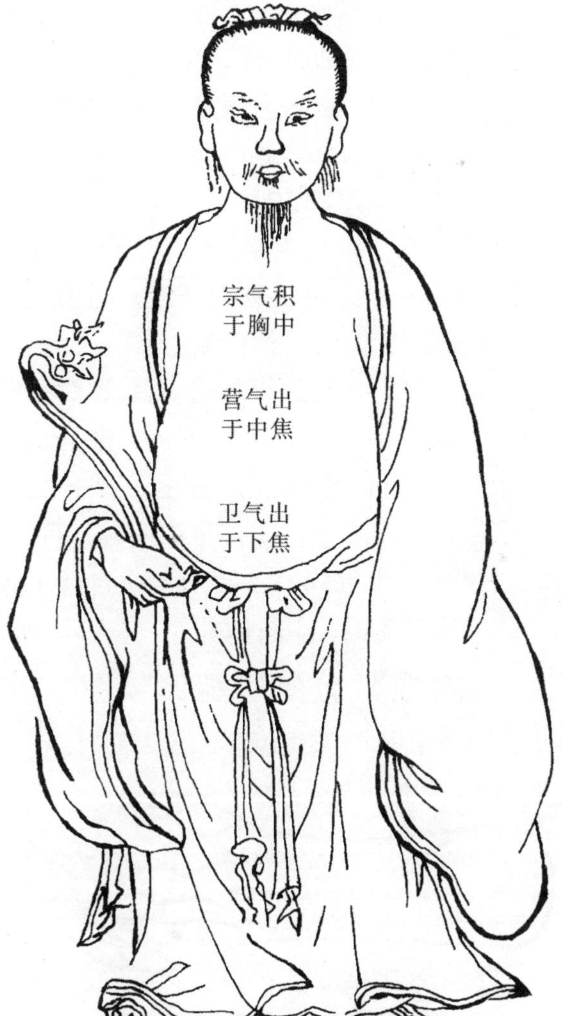

宗营卫三气解

宗气积于胸中，出于喉咙，以贯心脉而行呼吸。《决气》篇曰：上焦开发，宣五谷味，熏肤、充身、泽毛，若雾露之溉者，是谓宗气，宗之为言大也。

营气者，阴气也，水谷之精气也。其精气之行于经者，为营气。营气出于中焦，并胃中出上焦之后，上注于肺，受气取汁，化而为血，以奉生身，莫贵于此。此其行始于太阴肺经，渐降而下，而终于厥阴肝经，随宗气而行于十二经隧之中，故曰清者为营，营行脉中。

卫气者，阳气也，水谷之悍气也。其浮气之慓疾滑利，而不循于经者，为卫气。卫气出于下焦，渐升而上。每日平旦阴尽，阳气出于目之睛明穴，上行于头，昼自足太阳始，行于六阳经，以下阴分；夜自足少阴始，行于六阴经，复注于肾，昼夜各二十五周，不随宗气而自行于各经皮肤分肉之间，故曰浊者为卫，卫行脉外。

《内经》分配脏腑诊候图

左手脉图

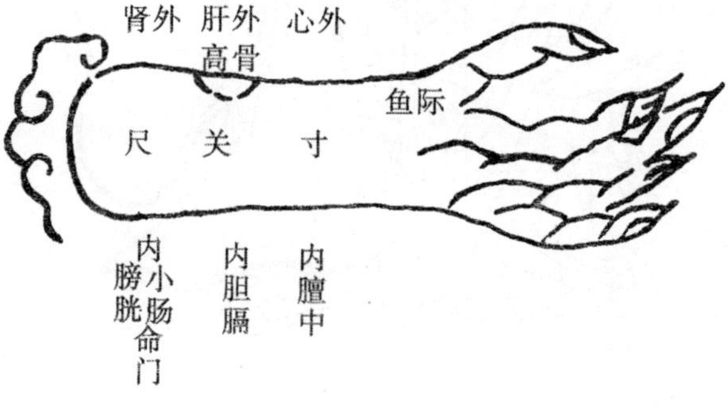

右手脉图

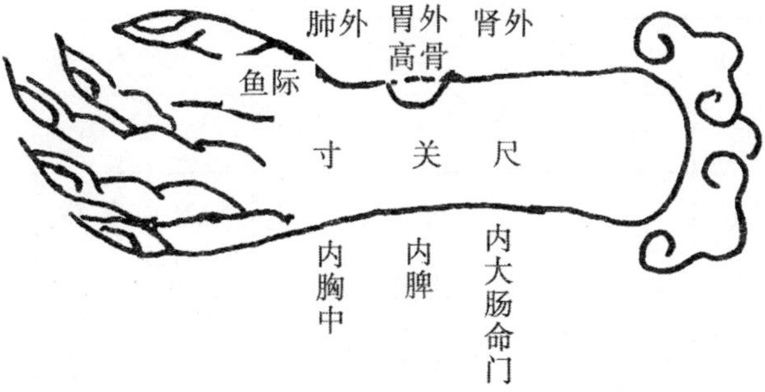

六气合六部诊候图

左手主气图

左寸			左关			左尺		
浮	中	沉	浮	中	沉	浮	中	沉
谷雨五日 立夏十五日	清明十日 谷雨十日	春分十五日 清明五日	雨水五日 惊蛰十五日	立春十日 雨水十日	大寒十五日 立春五日	冬至五日 小寒十五日	大雪五日 冬至十日	小雪十五日 大雪五日
二之气少阴君火			初之气厥阴风木			终之气太阳寒水		

右手主气图

右尺			右关			右寸		
沉	中	浮	沉	中	浮	沉	中	浮
小满十五日 芒种五日	芒种十日 夏至十日	夏至五日 小暑十五日	大暑十五日 立秋五日	立秋十日 处暑十日	处暑五日 白露十五日	秋分十五日 寒露五日	寒露十日 霜降十日	霜降五日 立冬十五日
三之气少阳相火			四之气太阴湿土			五之气阳明燥金		

卷 五

发明杂证生死脉

脉之主病，有宜不宜，阴阳顺逆，吉凶可知。（有是病则有是脉，与病相宜则顺，不相宜则逆。逆之与顺何从区别？是又在阴阳耳。如表病见表脉，里病见里脉，实病见实脉，虚病见虚脉，阳病见阳脉，阴病见阴脉之类，皆顺而相宜者也。反此则逆。逆顺一分，而病之吉凶从可推矣。）

中风之脉，却喜浮迟，数大急疾，兼见难支。（中风之脉，各有所兼。盖新风挟旧邪，或外感，或内伤，其脉随之忽变，兼寒则脉浮紧，兼风则脉浮缓，兼热则脉浮数，兼痰则脉浮滑，兼气则脉沉涩，兼火则脉盛大，兼阳虚则脉微亦大而空，兼阴虚则脉数亦如细丝，阴阳虚则微数或微细。虚滑为头中痛，缓迟为营卫衰。大抵阳浮而数，阴濡而弱。浮滑、沉滑、微虚、散数皆为中风。风性空虚，中之于表，虚浮迟缓虽为正气不足，犹可补救；急大数疾，邪不受制，必死无疑。可见大数而犹未至急疾者，尚不可谓其必死也。）

伤寒热病，脉喜浮洪，沉微涩小，证反必凶。汗后脉静，身凉则安。汗后脉躁，热甚必难。阳证见阴，命必危殆；阴证见阳，虽困无害。（《内经》曰：今夫热病者，皆伤寒之类也。又曰：人之伤于寒也，则为病热。热虽甚，不死。观此则知伤寒虽是阴寒之邪袭人，正气与之抗拒，郁蒸成热，亦理势之必然者。抗拒在表，故脉浮；郁蒸成热，故脉洪。热病得此阳脉，知正气不陷缩，而能鼓发，胜邪必矣，故喜焉。若沉微涩小，是皆阴类。证阳脉阴，表病见里，证与脉反，邪盛正衰，凶之兆也。至若汗后，邪解正复，此时脉躁盛者亦应宁静，身体自然凉和。设脉仍躁，而热加甚，是正气已衰，邪气更进，必难乎其为生矣。即《内经》所谓“有病温者，汗出辄复热，而脉躁疾不为汗衰，狂言不能食，病名阴阳交者”。阳证而见沉涩细弱微迟之阴脉，则脉与证反，命必危殆；阴证而见浮大数动洪滑之阳脉，亦似与证相反，在他症忌之，独伤寒则不然。伤寒自表入里，从阳之阴，刻刻侵搏，层层渐入，今阴病得阳脉，是转寒凛而变温和，起深沉而出浮浅，死阴忽作生阳，病虽困笃，自当无害。故仲景云：阴病见阳脉者生，阳病见阴脉者死。）

伤暑脉虚，弦细芤迟，若兼滑实，别症当知。（《经》曰：脉虚身热，得之伤暑。《甲乙经》曰：热伤气而不伤形，所以脉虚者是也。若《难经》曰：其脉浮大而散。殊有未然，夫脉大而散，乃心之本脉，非病脉也。故仲景不言，但补其偏曰：弦细芤迟。芤即虚豁也，弦、细、迟即热伤气之应也。统而言之，曰虚；分而言之；曰弦细芤迟。其不以浮大之脉混入虚脉之中，称为病暑之脉，虑可周耶！若面垢、身热，伤暑之症已见，而脉反滑实，将兼痰与食矣。）

劳倦内伤，脾脉虚弱，汗出脉躁，死证可察。（动而生阳，身固不宜太逸。东垣论升阳益胃汤方后云：小役形体，使胃气与药得以转运升发，此即动而生阳之义也。若烦扰而过于劳，则肢体转旋，四肢举动，阳气张乱无往，非脾气之伤？故脾脉虚弱为顺也。如汗出而脉反躁疾，则为逆矣。安得不死？）

疟脉自弦，弦数者热，弦迟者寒，代散者绝。（《内经》曰：夫痎疟，皆生于风。故疟因风暑之邪客于风木之府，木来乘土，脾失转输，不能运水谷之精微，遂多停痰留饮。弦应风木，又主痰饮。无痰不成疟，故曰：疟脉自弦。数热迟寒，自然之理。独见代散之脉，则正气虚脱，不续不敛之象，邪盛正衰，定主凶折。）

泄泻下痢，沉小滑弱，实大浮数，发热则恶。（泄痢见于下部，无论因之内外，总属伤阴耗里之虚证。沉小滑弱，乃为相宜。若实大浮洪，则恶矣。实大与虚反，浮洪与里反，邪盛正衰，不言可喻。再加发热，则阴气弥伤而里气弥耗，不至躁亡不已。）

呕吐反胃，浮滑者昌，弦数紧涩，结肠者亡。（呕吐、反胃，上焦之病也。浮为虚，滑为痰，是其正象，可以受补，故曰昌也。脉弦者，虚也，木来乘土，胃气无余，土将夺矣；数则为热，热当消谷，而反吐谷，乃知数为虚数，虚则不运，数则气促，呕吐不止，胃将渐败。《金匮要略》云：阳气微，膈气虚，脉乃数紧，则为寒，无阳以运，故上出而呕吐。涩脉枯涩，吐亡津液之所致。水谷之海枯，遂致粪如羊屎，必死不治。）

霍乱之候，脉代勿讶，厥逆迟微，是则可嗟。（霍乱之脉，洪大为佳。若见代脉，因一时清浊混乱，故脉不接续，非死脉也。微细而舌卷囊缩，脉至迟微，阳衰阴盛，真元渐绝之象。暴脱者，能渐生。而渐绝者，又何能暴起哉？）

嗽脉多浮，浮濡易治；沉伏而紧，死期将至。（嗽乃肺疾。脉浮为宜。兼见濡者，病将退也。沉则邪已入里，紧则寒邪不散，均主病危。）

喘息抬肩，浮滑是顺；沉涩肢寒，皆为逆证。（喘症无非风与痰耳。浮为阳为表为风，滑为阳中之阴而为痰为食。若能散其邪，则机关可利，推其物则否塞可通，故曰顺。脉沉为阴为里为下部；涩为阴为虚，乃元气不能接续，岂能充四肢乎？是以喘息抬肩，而四肢又寒也。若更见散脉，则元真将随喘而散，死亡必矣，故曰逆。）

火热之证，洪数为宜，微弱无神，根本脱离。（病热而有火症，火则脉应洪数。若得沉微之阴脉，是无火矣。无火而仍病热，则知为无根之阳虚见热象也，故危殆。）

骨蒸发热，脉数为虚，热而涩小，必殒其躯。（骨蒸者，肾水不足，壮火僭上，虚数二脉是其本。然蒸热而见涩小之脉，涩则精血少，小则元气衰，真阴日损，邪火日增，所谓发热脉静，不可救药耳。）

劳极诸虚，浮软微弱；土败双弦，火炎则数。（劳极损伤，气血日耗，形体渐衰，所见之脉，随病呈象。如空虚之浮，不鼓之软，欲绝之微，无力之弱，虽云病脉，然与病犹相宜也。至若双弦，乃知土败，急数定为火炎。盖弦为肝木，双弦则木太盛，久病之土，何堪其侮，故知其必败也。数以为热，急数则躁疾直强，略无半点和柔，邪火炎炎，真阴自绝，六至以上，便不可治。）

失血诸证，脉必现芤，缓小可喜，数大堪忧。（芤有中空之象，失血者宜尔也。缓小脉顺，为可喜。脉数而大，邪盛正衰，为火烁真阴，诚为可忧。）

蓄血在中，牢大却宜，沉涩而微，速愈者希。（血蓄于内，瘀凝不行，瘀凝则脉大，不行则脉牢，亦因病呈象也。逐之使去，巢穴一空，而致新不难矣。设脉沉小涩微，是病有余而脉反不足，病有物而脉若无物，既不能自行其血，又难施峻猛之剂，安望其速愈耶?）

三消之脉，虚大者生，细微短涩，形脱堪惊。（渴而多饮为上消，消谷善饥为中消，渴而便数有膏为下消。三消皆燥热太过，唯见浮大之脉为吉耳。若脉细小浮涩，则气血之虚衰，枯槁不言可知，再加身体瘦悴，是谓形脱，即戴人所云：燔木则为炭，燔金则为液，燔石则为灰，煎海水则为盐。鼎水形气两败，岂直可惊已哉!)

小便淋闭，鼻色必黄，数大可疗，涩小知亡。（热乘津液，则水道不利，水道不利而有热必郁蒸而外发，黄色见于鼻者，以鼻为肺窍耳。数大为火象，火证见之又何妨乎?若逢涩小，为精血败坏，死亡将亟矣。)

癫乃重阴，狂乃重阳，浮洪吉象，沉急凶殃。（癫狂既分阴阳，而脉皆取浮洪者。盖浮洪者属阳，在阳狂者得之，固与证相宜；即阴癫者得之，亦将从阴转阳，自里达表之象，故均为吉兆。若沉而急，沉则入阴迫里，急则强急不柔，是无胃气之脉也。不论狂癫，凶殃立至。)

痫宜虚缓，沉小急实，或但弦急，必死不失。（痫本虚痰，脉来虚缓，自应然也。若沉小急实，或虚而弦急者，肝之真脏脉见矣。安望其生耶?)

疝属肝病，脉必弦急，牢急者生，弱急者死。（疝为肝病。弦急，肝脉之常也。况弦敛急直，气不鼓畅者，咸主痛胀，疝则未有不痛不胀者，故弦急而牢，见积聚之有根，亦见原本之壮实。疝系阴寒之咎，牢主里寒之脉，最为相合。若急则邪盛，弱则正衰，必有性命之忧矣。)

胀满之脉，浮大洪实，细而沉微，岐黄无术。（胀满属有余之证，宜见有余之脉，浮大洪实是也。沉细而微，知元气已衰，证实脉虚，无复他望矣。)

心腹之痛，其类有九，细迟速愈，浮大延久。（心腹痛而脉见细迟，是气减舒徐，厥邪欲退，理应从吉。设或浮大，重则邪气方张，里证而得表脉，大非所宜；轻亦为中虚之证，不能收捷得之效也。)

头痛多弦，浮紧易治，如呈短涩，虽救何及。（弦为阴脉，乃阳虚不能张大，或致外邪所乘。况头乃诸阳之府，而为邪束于外，使阳气遏郁，故脉多近弦，或浮或紧，不出风寒。初起者，散之则愈。若短则阳脱于上，涩则阴衰于下，至于手足厥寒至节者，与真心痛无异，必死不治。)

腰痛沉弦，浮紧滑实，何者难疗？兼大者失。（足三阴从足入腹。脉来沉弦者，沉为在里，弦为主痛，然何以又兼浮象乎？乃沉弦者中有泛泛欲上之势。因风厥阴，所谓腰中如张弓弦者是也，故状其风邪虚浮之性，非言在表之浮也。紧则兼寒，滑为痰聚，实因闪挫，本乎外因，虽困无害。如房室过度，烦劳不节，以致精力耗竭，腰膂空虚。夫腰者，肾之府。力出于膂，而腰者膂所系，其为痛也，转侧呻吟，屈伸不得，膝酸胫冷，腰寒面黑，行则伛偻，不能久立。此肾脏虚衰之极，无可收敛，反见空松。故按之豁然而大，自不作靖，咎将谁执？壮盛者，犹可挽回，中年已后，最为难治。)

脚气有四，迟数浮濡，脉空痛甚，何可久持？（脚气发于三阳者轻，发于三阴者重。以三阴属脏，经络居里，若非脏气大虚，邪不易及。陈无择谓风寒暑湿四邪皆能成病，则迟数浮濡犹与症合。痛则日盛，而脉乃空，邪盛正衰，比之伤寒身凉脉躁。势则相反，而咸非吉兆，总以病脉背驰耳。)

五脏为积，六腑为聚，实强可生，沉细难愈。（积也，聚也，皆实证也。实脉强盛，邪正相搏，一以征元本之壮实，从腑从阳，故曰可生。其脉沉细者，阴脉也，一以征邪气之深入，故曰难愈。）

中恶腹胀，紧细乃生，浮大维何，邪气已深。（人之正气，自内达表，自胸腹而达四肢者，其常也。卒中外邪，则正气不能达外，而反退缩于中，则气机敛实，而紧细之脉象见矣，腹安得不胀？药力一助，正气必张，邪气必散，紧者仍舒，细者仍充，而本来之面目可还也，故知其生。若脉浮大，则正气散越，散越于外则里更虚，里更虚则邪必深入，而欲为之治，不亦难乎？）

鬼祟之脉，左右不齐，乍大乍小，乍数乍迟。（鬼祟犯人，左右二手脉象不一，忽大忽小，忽数忽迟，无一定之形也。）

五疸实热，脉必洪数，过极而亢，渴者为恶。（五疸实热，湿与热郁，外不得通，内不得泄，翕蒸成黄，故曰实热，脉来固应洪数。太过则必发渴，黄为表蒸，渴为里热，表里亢热，阴何以堪，况疸为湿郁，而汗溺不通，渴则更加之饮，愈增其病矣。）

水病之状，理必兼沉，浮大出厄，虚小可惊。（水病有阴有阳，诸种不一，而沉则在皆兼，即气水、风水之在表，而脉应浮者，亦必有沉沉欲下之势。盖沉下者，水之性也，此则专以状言。如指浮者，则以位言耳。水脉浮大，知水气渐散，灾厄将出之象；若脉虚小，则正衰邪存，诚可惊也。）

痈疽之脉，浮数为阳，迟则属阴，药宜酌量。痈疽未溃，洪大为祥；若其已溃，仍旧则殃。（其脉浮数者，以血泣而气复从之。邪与正郁，郁则化热，故数也；在表在阳，故浮也。正为邪搏，则宣畅外卫之力薄，故复恶寒。据脉证似与伤寒表证无异，但伤寒虽有痛，或在头，或在身体，或在骨节，未有痛止于一处者。今痛止一处而脉数，此处必化热为脓，正痈疽所发之处也。即《伤寒论·辨脉法》所谓诸脉浮数，当发热而洒淅恶寒。若有痛处，饮食如常者，蓄积有脓是也。如此者，乃为阳毒。若脉不数，身不热，所患之处不疼，是邪客阴分，不能鼓发，多致内陷，然必兼有烦懊、呕逆、胸膈不安等症。否则，不热不疼，脉又不数，是一不病人也，何得谓之阴疮而反重于阳证耶？方痈疽之未溃也，无论成脓与否，热邪郁蓄，外不疏通，脉之鼓涌洪大，是其宜也。至于已溃，则热泄邪解，而洪大之脉宜衰矣。溃而不衰，一派热邪，正从何复？诚为大可惧者，与《内经》所谓病温者，汗出辄复热，而脉躁疾不为汗衰，病名阴阳交。尽而阳飞越，虽治无益。）

肺痈已成，寸数而实；肺痿之形，数而无力。肺痈色白脉宜短涩，浮大相逢，气损血失。肠痈实热，滑数可必，沉细无根，其死可测。（肺痈而寸口数实，知脓已成矣。肺叶焦痿，火乘金也，是以数而无力。肺痈几作，则肺气虚损。白者，西方本色，所谓一脏之本色见也。短涩者，秋金之素体。若逢浮大，是谓火来乘金，克我者为贼邪，血气败坏之症也。肠痈，实也。沉细，虚也。证实脉虚，死期时至矣。)

喉痹之脉，迟数为常；缠喉走马，微伏则难。（十二经脉与经别多过于此，即不然亦在前后左右。其脉多数，数则为热故耳。间迟脉者，乃是外邪袭经，经气不利，郁滞于所过之处，故亦为痹，脉来或迟，亦与病合。若肿痛麻痒之缠喉风，须臾闭绝之走马疳，二者俱火中挟风，凶暴急烈，脉应浮大洪数，而反见微伏，是正衰邪盛，补泻罔从，不亦难乎?)

中毒之候，尺寸数紧，细微必危，旦夕将殒。（数紧者，因毒气盘郁而搏击也。一见细微，知其正气已虚，毒邪深入，其能久乎?)

金疮出血，脉多虚细，急实大数，垂亡休治。（受创血去已多，脉空自宜沉细。而反见急数，阴欲尽矣，治之何用?)

妇人之脉，以血为本。血旺易胎，气旺难孕。少阴动甚，谓之有子；尺脉滑利，妊娠可喜；滑疾不散，胎必三月；但疾不散，五月可别；左疾为男，右疾为女。（此言女人胎前之脉也。女为阴，阴主血，故女人以血为本。本足而成胎亦易，气旺则血反衰，是为本不足，未有理失常而能孕者也。少阴动甚者，心手少阴之脉动甚也。心主血，动甚则血旺，血旺易胎，故云有子。《内经》曰：妇人手少阴脉动甚者，妊子也。心脏主血，故胎结而动甚，乃往来流利之义，非厥厥如豆之动也。尺脉者，左右肾脉也。肾为天一之水，主子宫，系胞孕胎之根蒂也。滑利则不枯涩，而且有替替含物之象，故喜其妊娠。《内经》云：阴搏阳别，谓之有子。盖寸为阳，尺为阴，言尺阴之脉搏指而动，与寸阳之脉迥然分别也。即此滑利之脉应指滑而不散，滑为血液疾而不散，乃血液敛结之象，是为有胎三月矣。若但疾而不散，是从虚渐实，从柔渐刚，血液坚凝转为形体，故不滑耳，此妊娠五月之脉。其疾左胜于右，是为男孕，以男属阳居左，胎气钟于阳，故左胜；右胜于左是为女孕，以女属阴居右，胎气钟于阴，故右胜。胜者，甚不甚之谓，非左疾右不疾也。)

欲产之脉，散而离经。新产之脉，小缓为应；实大弦牢，其凶可明。

(此言产中之脉也。其脉与十月怀妊平常见者忽异，假如平日之脉原浮，临产则脉忽沉；平日之脉迟，临产则脉忽数；至如大小滑涩，临产皆忽然而异。盖十月胎气安定，一旦欲落，气血动荡，胞胎迸裂，自与经常离异，而脉亦非平昔之状貌矣。及其已产也，气血两虚，其脉宜缓。滑缓则舒徐，不因气夺而急促；滑则流利，不因血去而涩枯，均吉兆也。若脉实大弦牢，非产后气血俱虚者所宜。实为邪，实大为邪进；弦为阴敛，而宣布不能；牢为坚着，而瘀凝不解，是皆相逆之脉。设外有症，又岂能顺乎?)

杂病生死脉摘要

中风宜浮迟，忌急实大数。

伤寒热病未汗宜阳脉，已汗宜阴脉。

伤暑宜虚弦细芤迟，忌滑实。

劳倦内伤宜脾脉虚弱，忌汗出脉躁。

疟宜弦，弦数热，弦迟寒，忌代散。

泄泻下痢宜沉小滑弱细，忌实大浮数。

久泻宜微细，忌浮洪。

呕吐反胃宜浮滑，忌弦数紧涩。

霍乱宜浮洪，忌微迟。

嗽宜浮濡，忌沉伏紧。

喘息抬肩宜浮滑，忌沉短涩。

火热之症宜洪数，忌微弱。

劳极诸虚宜浮软微弱，忌土败双弦。

骨蒸发热宜虚数，忌涩小。

失血诸症宜缓小，忌数大。

又吐血宜沉小，忌实大。

又唾血宜沉弱，忌实大。

又衄血宜沉细，忌浮大。

又脱血宜阴脉，忌阳脉。

又蓄血在中宜实大，忌沉微涩。

三消宜浮大，忌细微短涩。

又消渴宜数大，忌虚小。

小便淋闭宜数大，忌涩小。

癫狂宜浮洪实大，忌沉急细。

痫宜虚缓，忌沉小急实。

疝宜弦急牢急，忌弱急。

胀满宜浮洪大实，忌细沉小微。

心痛宜细迟浮滑，忌浮大短涩。

头痛宜弦浮滑紧，忌短涩。

腰痛宜沉弦浮紧滑实，忌大。

腹痛宜沉细虚小迟，忌弦长坚大疾。

肠澼宜沉小迟滑大浮大，忌数大涩细疾。

癥瘕宜沉实弦急，忌虚弱。

积聚宜实强，忌沉细。

卷　六

浮脉（阳）

［**经论**］浮脉举之有余，按之不足（《脉经》）。如微风吹鸟背上毛，厌厌聂聂，如循榆荚，如水漂木。（《素问》，崔氏）。

［**发明**］浮脉法天，有轻清在上之象。按肺为气行，但气行之质本轻，故脉来浮也。吹毛者，轻浮也；厌厌者，和调不变乱也；聂聂者，连续不止代也；榆荚，轻浮和软也；漂木，轻浮在上也。皆形容浮脉之状，诊者当心领而神会也。

按：浮之为义，如木之浮水面也。其脉应于皮毛，故轻手可得。如水中漂木，虽按之使沉，亦将随手而起也。

浮脉主表，而司令在秋，是肺家之脉也。又曰毛者，乃轻虚以浮，来急去散也。若太过则脉来中坚旁虚，如循鸡羽，病在外也；不及则气来毛微，病在中也。病在外为气逆，为背痛，愠愠然不舒也；病在中为喘息，为呼吸少气，为咳上气，见血，喘而咯血，肺中有声也。

［**辨误**］王叔和云：举之有余，按之不足。最合浮脉象天之义。黎氏以为如捻葱叶，则混于芤脉矣。崔氏云：有表无里，有上无下，则脱然无根，又混于散脉矣。《脉诀》云：再再寻之，如太过是中焦盛满。此浮兼洪紧之象，非浮脉也。其谬如此。

［**体象**］浮脉唯从肉上行，如循榆荚似毛轻，三秋得令知无恙，久病逢之却可惊。

［**相类**］浮如木在水中浮，浮大中空乃是芤，拍拍而浮是洪脉，来时虽盛去悠悠。浮脉轻平是捻葱，虚来迟大豁然空，浮而柔细方为濡，散是杨花无定踪。

浮而有力为洪，浮而迟大为虚，虚甚为散，浮而中空为芤，浮而柔细为濡，浮弦芤为革。

［**主病**］浮脉为阳表病居，迟风数热紧寒拘，浮而有力多风热，无力而浮是血虚。

［**分部**］左寸风眩鼻塞壅，虚迟气少心烦忡，关中腹胀促胸满，怒气伤肝尺溺红。肺浮风痰体倦劳，涕清自汗嗽叨叨，关脾虚满何能食，尺有风邪客下焦。

浮脉主表，有力表实，无力表虚。浮迟风虚。浮数风热。浮紧风寒。浮缓风湿。浮滑风痰，又主宿食，浮涩气癖。浮虚伤暑。浮芤失血。浮洪虚热。浮散劳极。浮濡阴虚。浮微虚剧。浮短气病。浮弦痰饮。浮促痈疽。

[**贯释**] 浮脉主肌表经络之病。浮而有力为风、为表热、为胀、为喘、为痞、为满不食；浮而无力为少气、为倦怠、为少食、为表虚。左寸浮，伤风、发热、头痛、目眩，以及风痰。浮而虚迟，心气不足，心神不安；浮而散，心气耗而虚烦；浮而洪数：心经热。关浮腹胀；浮而数，风热入肝经；浮而促，怒气伤肝，心胸逆满。尺浮膀胱风热，小便赤涩；浮而芤，男子小便血，妇人血崩、带下；浮而迟，冷疝，脐下痛。右寸浮而有力，肺感风寒，咳喘清涕；浮而无力，自汗劳倦；浮而洪，肺热咳；浮而迟，肺寒喘嗽。关浮无力，脾虚中满，不食；浮大有力或涩，为宿食；浮而迟，脾胃虚。尺浮而虚，元气不足；浮而数，下焦风热，大便秘。

[**先哲格言**] 李士材云：肺掌秋金天地之气，至秋而降。况金性重而下沉，何以与浮脉相应耶？不知肺金虽沉，而所主者实阳气也，乃自清浊肇分。天以气运于外而摄水，地以形居中而浮于水者也。是气也，即天之谓也。人形象天，故肺主气，外应皮毛，阳为外卫，非皮毛乎？此天之象也；其包裹骨肉脏腑于中，此地之象也；血行于皮里肉腠，昼夜周流无端，此水之象也。合三者而观，非水浮地、天摄水、地悬于中乎？所以圣人作《易》，取金为气之象，盖大气至清至刚至健，属乎金者也。非至刚不能摄此水，非至健不能运行无息，以举地之重。故以气属金，厥有旨哉！

吴鹤皋云：瘦人得浮脉，三部相得曰肌薄；肥人得之，未有不病者也。

[参治活法] 凡始病而脉不浮，久病而脉反浮者，此中气不足，不能内守，反见虚痞之候，药忌攻伐，宜用温补。有寸关俱浮，尺迟弱者，谓阳浮阴弱，营气不足，血少之病也。

如伤寒以尺寸俱浮为太阳经受病，但以指下有力为有余之客邪。然太阳本经风寒之邪感之，有营卫之分，以浮缓为风邪伤卫，浮紧为寒邪伤营，用药有麻黄汤、桂枝汤之别。阳明腑热攻脾，脉虽浮大，心下反硬者，急下之，从证不从脉也。其在三阴证，无浮脉，唯阴尽复阳厥愈，足温而脉浮者，皆为愈证。故太阴例有手足温，身体重，而脉浮者；少阴例有阳微阴浮者；厥阴例有脉浮为欲愈，不浮为未愈者。要知阳病浮迟，兼见里证，合从阴治。阴病脉浮，证显阳回，合从阳治。而详证辨脉，纤毫难忽也。

沉脉（阴）

[经论] 沉脉重手按之筋骨乃得。（叔和《脉经》）如石投水，必极其底。

[发明] 沉脉法地，有渊泉在下之象，水行之性次重，故附地而在下也。如石投水，形容脉沉下之状。

按：沉之为义，如石之沉水底也。其脉近在筋骨，非重按不可得，有深深下沉之势。

沉脉主里而司令在冬，是肾水之脉也。又曰石，亦谓营者，言其脉气之来沉以搏，来去清白，平脉也。太过则如弹石，按之益坚，病在外也；不及则气来虚微，去如数者，病在中也。病在外为解㑊，为脊脉痛，少气，不欲言也；病在中为心悬如病饥，䏚中清，脊中痛，少腹满，小便变也。

［**辨误**］杨氏曰：如绵裹砂，内刚外柔。审度名义，颇不相戾。《脉诀》云：缓度三关，状如烂绵，则是弱脉，而非沉脉矣。若缓度三关尤不可晓，但沉有缓数及各部之诊，岂止在关部乎？而《脉诀》乃高阳生所编，假王叔和之名，其中舛错甚多。元末戴同文刊《脉诀》之误，行世已久。今之庸医仍传诵为家秘，其错误不杀人者几稀矣。

［**体象**］水行润下脉来沉，筋骨之间软滑匀，女子寸兮男子尺。四时如此号为平。

［**相类**］沉帮筋骨自调匀，伏则推筋着骨寻，沉细如绵真弱脉，弦长实大是牢形。

沉行筋间，伏行骨上，牢大有力，弱细无力。

［**主病**］沉潜水蓄阴经病，数热迟寒滑有痰，无力而沉虚与气，沉而有力积并寒。

［**分部**］左寸沉寒痰饮心，关沉痃癖伏寒疼，尺寒肾感腰阴痛，血结（女）精寒便浊频（男）。右寸虚喘紧滑嗽，细兼寒热骨蒸皮，关寒中满吞酸饮，尺水腰疼冷腹脐。

沉脉主里，有力里实，无力里虚。沉则为气，又主水蓄。沉迟痼冷。沉数内热。沉滑痰食。沉涩气郁。沉弱寒热。沉缓寒湿。沉紧冷痛。沉牢冷积。沉伏霍乱。沉细少气。沉弦癖痛。

［**贯释**］沉虽属里为阴，有阳虚阴盛，有阳郁内伏，有热极似阴，其要在有力无力大小之别。如阳气衰弱，不能统运营气于表，则阴寒。脉沉而迟，按之衰少无力者，为虚、为寒、为厥逆、为洞泄、为少气、为痼冷。如阳气郁伏，寒邪在外，不能升卫气于外，故脉沉，按之有力不衰者，为实、为气、为水、为停饮、为癥癖、为胁胀、为瘀积也。左寸沉，心内寒邪为痛，胸中寒饮胁疼。关沉，伏寒肝经，两胁刺痛，沉弦，痃癖内痛。尺沉，肾脏感寒，腰背冷痛，小便浊而频，男为精冷，女为血结；沉而细胫酸、阴痒、溺有余沥。右寸沉，肺冷寒痰停蓄，虚喘少气；沉而紧滑，咳嗽；沉细而滑，骨蒸寒热，皮毛焦干。关沉，胃中寒积，中满吞酸；沉紧悬饮。尺沉，病水，腰脚疼；沉细，下利，又小便滑，脐下冷痛。

［**先哲格言**］按肾之为脏，配坎应冬，万物蛰藏，阳气下陷，烈为雪霜，故脉主沉，阴而居里。若误与之汗，则如飞蛾出而见汤矣。此叔和入理之微言，后世之司南也。李士材云：大凡证既不足，凭当参之脉理，脉又不足，凭当取诸沉候。彼假证之发现，皆在表也，故浮取脉而脉亦假焉。真证之隐伏，皆在里也，故沉候脉而脉可辨耳。脉辨已真，犹未敢恃，更察禀之厚薄，症之久新，斟酌施治。

吴鹤皋云：伤寒阳证，两寸沉曰难治；平人两寸沉曰无阳，必艰于寿。

［参治活法］ 夫伤寒以尺寸俱沉，为少阴经证。若始病不发热、不头痛，而手足厥冷脉沉者，此直中阴经寒证也。若先曾发热、头疼、烦扰，至五七日而变手足厥冷，烦躁不寐而脉沉者，此厥深热亦深，阳邪陷阴之热证也。有始本阳邪，因汗下太过，而脉变沉迟者，此阳热去而阴寒虚证也。有太阳证下早，胸膈痞硬，而关脉沉细紧者，此表邪内陷阳分结胸也；若能食，自利，乃阳邪下陷阴分脏结也。有少阴病，自利清水，口干，腹胀，不大便，而脉沉者，此热邪陷于少阴也。有少阴病始得之，反发热而脉沉者，麻黄附子细辛汤温之，是少阴兼太阳，即两感也。此与病发热，头疼，脉反沉，身体痛，当温之，以四逆汤之法似是而实不同也。有寸关俱浮而尺中沉迟者，此阳证夹阴之脉也。凡伤寒、温热、时疫、感冒，得汗后脉沉者，此为将愈之脉，非阳病见阴之脉也。假如内外有热，而脉来沉伏，不数不洪，指下涩小急疾，无论伤寒杂病发于何时，皆为伏热，不可以沉伏而误认阴寒之病也。

迟脉（阴）

［经论］ 迟脉一息三至，去来极慢（《脉经》）。

［发明］ 迟为阴盛阳衰，故脉来不及。阴盛则脏腑气虚而元阳衰，故虚寒之诸症作焉。当峻补其阳，经谓“益火之原，以消阴翳”也。

按：迟之为义，迟滞而不能中和也。脉以一息四至为和平，迟则一息三至，气不振发，行不如度，故曰属阴。

[**辨误**] 迟脉之象，上、中、下候皆至数缓慢。《脉诀》云：重手乃得，有沉无浮。此是沉脉，而非迟脉矣。迟来一息三至，甚为易见，而云隐隐，是微脉，而非迟脉矣。又云状且难，是涩脉，而非迟脉矣，其谬如此。

按：迟脉与缓脉绝不相类，迟以至数不及为义，缓以宽纵得名。故迟脉三至，迟滞不前；缓脉四至，宽缓和平。然则二脉迥别，又安可混哉？以李濒湖之通达，亦云小快于迟作缓，持以至数论缓脉，是千虑之一失也。

[**体象**] 迟来一息至唯三，阳不胜阴气血寒，但把浮沉分表里，消阴须益火之源。

[**相类**] 脉来三至号为迟，四至因而作缓持，迟细而难知是涩，浮而迟大以虚推。

三至为迟，二至为败，一息一至，阳气将绝，不可救也。有歇止为结，迟甚为散，浮大迟软为虚，不流利为涩。

[**辨误**] 李濒湖言迟而有力为细，无力为涩。但细有迟数之别，涩有参伍不调之象，岂可以迟之有力无力为细为涩哉？宜正之。

[**主病**] 迟司脏病或多痰，沉痼癥瘕仔细看，有力而迟为冷痛，迟而无力定虚寒。

[**分部**] 寸（左）迟寒惨少精神，（关）肢冷筋拘肝胁疼，左尺肾虚兼便浊，女人月信杳无音。（右）肺迟气短涕清痰，冷积伤脾在右关，少腹寒疼腰脚重，溲便不禁尺中寒。

迟脉主脏，有力冷痛，无力虚寒。浮迟表寒，沉迟里寒，迟涩血少，迟缓湿寒。

［**贯释**］迟为阴盛阳亏之候，为寒为不足。人迎主寒湿外袭，气口主积冷内滞，在寸为气不足，在尺为血不足，气寒则缩，血寒则凝也。左寸迟，心寒，精神多惨；关迟筋寒急，手足冷，胁下痛；尺迟肾虚，便浊，女人不月。右寸迟，肺感寒，冷痰，气短；关迟中焦寒，脾胃伤冷物，不食，沉迟为积；尺迟为脏寒，泄泻，少腹冷痛，腰脚重。

［**先哲格言**］李士材云：五脏为阴，迟亦为阴，是以主脏。阴性多滞，故阴寒之证，脉必见迟也。正如太阳隶于南陆，则火度而行数；隶于北陆，则水度而行迟。即此可以征阴阳迟速之故矣。《难经》曰：迟者，脏也。又曰：迟则为寒。《伤寒论》亦曰：迟为在脏，以阳气伏潜，不能健行，故至数迟耳。其所主病与沉脉大约相同，但沉脉之病为阴逆而阳郁，迟脉之病为阴盛而阳亏，沉则或须攻散，迟则未有不大行温补者也。

王叔和云：一呼一至曰离经，二呼一至曰夺精。三呼一至曰死，四呼一至曰命绝。此损之脉也。一损损于皮毛，二损损于血脉，三损损于肌肉，四损损于筋，五损损于骨。是知脉之至数愈迟，此时正气已无，阴寒益盛，不过烬灯之余焰，有不转眼消亡者乎？

［**参治活法**］迟虽为阳气不敷，营气自和之象，然亦有热邪内结，寒气外郁，而见气口迟滑作胀者。讵可以迟脉概为之寒乎？如伤寒阳明证，脉迟，微恶寒，而汗出多者，

为表未解，脉迟，头眩，腹满者不可下。有阳明病脉迟有力，汗出，不恶寒，身重，喘满，潮热便硬，手足濈然汗出者，为外欲解，可攻其里。又太阳病，脉浮，因误下而脉迟，胸膈痛而为结胸。以上皆脉迟，皆热邪内结之验也。

数脉（阳）

［经论］ 数脉一息六至（《脉经》），脉流薄疾（《素问》）。

［发明］ 数为阳盛阴衰，热邪流薄于经络，故脉来太过。阳盛则脏腑热极而真阴衰，故阳极燥热之诸症作矣。当泻其阳而补其阴，《经》谓“壮水之主，以镇阳光”也。

按：数之为义，躁急而不能中和也。一呼脉再至，一吸脉再至，呼吸定息，脉来四至，乃和平之准。五至无疴，闰以太息，亦和平之准也。此经脉周流，恒常之揆度。若一息六至，岂非越其常度耶？气行速疾，故曰属阳。

［辨误］ 浮、沉、迟、数，脉之纲领，《素问》《脉经》皆为正脉。《脉诀》立七表八里，而遗数脉，止歌于心脏，其妄甚矣。

［体象］ 数脉息间常六至，阴微阳极必狂烦，浮沉表里分虚实，唯有儿童作吉看。

［相类］ 数比平人多一至，紧来如数似弹绳，数而时止名为促，数见关中动脉形。

六至为数，七至为极，滑氏谓疾，热极之脉也。八至为脱，阳极阴衰，当急泻其阳而峻补其阴。一息九至，《难经》谓死，阳气已绝，不可救也。数而弦急为紧，数而流利为滑，数而有止为促，数独见于关中为动。

［主病］ 数脉为阳热可知，只将君相火来医，实宜凉泻虚温补，肺脉秋深却畏之。

［分部］ 寸（左）数咽干口舌疮，关中目赤泪汪汪，耳鸣口苦皆肝热，在尺阴虚溺亦黄。（右寸）吐红咳嗽肺痈疡，关部吞酸胃火伤，右尺数来大便涩，肠风热病见红殃。

数脉主腑，有力实火，无力虚火，浮数表热，沉数里热，细数阴虚，气口数实肺痈，数虚肺痿，数坚蛊毒。

［贯释］ 数为阳盛阴弱之候，为火、为热、为风热结痰。左寸数，心经热，为烦满，为头疼，上焦火旺；关为肝热，目赤；尺数小便赤，淋涩，茎中痛。右寸数为肺热；关为脾热口臭，胃烦呕逆；尺数大便涩，有力则为痔、为漏、为肠风便血。寸数气不足，尺数血不足。

按：《脉经》云：脉来五重为平，而滑氏谓数。一息六至过平脉两至者，则四至为平脉矣。此樱宁之一失也。

［先哲格言］ 李士材云：火性急速，故阳盛之证脉来必数。六腑为阳，数亦为阳，是以主腑。《难经》曰：数者，腑也。又曰：数则为热。《伤寒论》亦曰：数为在腑。此以迟数分阴阳。故即以配脏腑亦不过言其大概耳。至若错综互见、在腑有迟、在脏有数，在表有迟，在里有数，又安可以脏腑二字拘定耶？

王叔和云：一呼再至曰平，三至曰离经，四至曰夺精，五至曰死，六至曰命绝。乃知脉形愈数则受症愈热。肺部见之为金家贼脉，秋月逢之为克令凶征。

薛慎庵云：人知数为热，不知沉细中见数为寒甚，真阴寒证脉常有一息七八至者，尽概此一数字中，但按之无力而散耳，宜深察也。

吴鹤皋云：若婴童纯阳之气，则七至八至又其常也。不在大人之列。

［**参治活法**］数为阴衰水弱火旺，炎逆之象也。如瘦人脉数及久病脉数者，皆阴虚火烁血少也。形充气实之人脉数者，乃痰湿郁滞经络而蕴热也。若无故而脉数者，必生痈疽。凡虚劳失血，咳嗽上气，多有数脉，但以数大软弱为阳虚，细小弱数为阴虚，非若伤寒衄血脉大为邪伏于经，合用发散之比。然血症脉宜细小微数者为顺，若脉数有热及实大弦劲急疾者为逆。

如伤寒，以烦躁脉数者为传经，脉静为不传，以分有火无火也。如经尽欲解，脉浮数而按之不芤者，其人不虚，不战汗出而解也。则知数而按之芤者皆为虚也。如阳明病，脉数为热当消谷，引食而反吐者，以发汗令阳气微，膈内虚，脉乃数也。数为客热，不能消谷，胃中虚冷，故吐。此必数而无力也。又胃反而寸微数者，为胸中冷。又脉阳紧阴数为欲吐；阳浮阴数亦吐；胃反脉数，中气大虚，而见假数之象也。人见脉数，误认为热，殊不知亦有胃虚及阴盛拒阳之故耳。《经》曰：脉至而从，按之不鼓，诸阳皆然。若病热而脉数按之不鼓甚者，乃阴盛拒阳于外而致病，非热也；或形症似阴而脉按之鼓击指下者，乃阳盛拒阴而致病，非寒也。

朱丹溪曰：脉数盛大，按之涩，而外有热证，名曰中寒，乃寒留血脉，外证热而脉亦数也。

滑脉（阳中阴）

［经论］ 滑脉往来前却，流利展转，替替然如珠之应指（《脉经》），漉漉如欲脱（时珍）。

［发明］ 滑为阴气有余，故脉往来流利如水而不涩滞。形容其旋转轻脱之状也。愚按：脉者，血之府也。血盛则脉滑，故肾脉宜之；气盛则脉涩，故肺脉宜之。张仲景以翕、奄、沉三字状滑脉者。翕者，合也；奄者，忽也。当脉气合聚而盛之时，奄忽之间，即以沉去描写往来流利之状，极为曲至。仲景恐后人误认滑脉为沉，故又曰：滑者，紧之浮名也。则知沉为翕奄之沉，非重取，乃得一定之沉也。伪《诀》云：按之即伏。与翕奄之沉何啻千里？又云：不进不退，与滑之象尤为不合。愚按：沉为纯阴，翕为正阳，阴阳和合，故令脉滑，关尺自平。此无病之滑脉也。

［辨误］《脉诀》云：三关如珠动，按之即伏，不进不退。是不分浮滑、沉滑、尺寸之滑也。

张路玉云：滑者，举之浮紧，按之滑石。此乃实脉之象，非滑也。夫滑之一字，乃脉流利如珠，有浮滑、沉滑之分，岂可概以举紧按石之体哉？今并正之。

［**体象**］滑脉如珠替替然，往来流利却还前，莫将滑数为同类，数脉唯看至数间。

滑则如珠，数则六至。

［**主病**］滑脉为阳元气衰，痰生百病食生灾，上为吐逆下蓄血，女脉调时定有胎。

［**分部**］寸滑膈痰生呕吐，舌酸舌强或咳嗽，当关宿食肝脾热，渴痢㿗淋看尺部。

滑主痰饮，浮滑风痰，沉滑食痰，滑数痰火，滑短痰食。滑而浮散，中风瘫痪；滑而浮大，尿则阴痛；滑而冲和，娠孕可决；两寸滑痰火，一手独滑半身不遂。

［**辨误**］《脉经》曰：关滑胃热，尺滑血蓄。而《脉诀》云：关滑胃寒，尺滑脐似水。与《脉经》之旨相反，其谬如此。

［**贯释**］滑为血实气壅之候，是气不胜于血也，故主呕吐、痰逆、宿食、经闭之症也。左寸滑心经热痰，滑而实大，心惊舌强；关滑肝热，头目为患；尺滑小便淋涩，尿赤，茎中痛。右寸滑痰饮呕逆，滑而实，肺热毛发焦，膈壅咽干，痰晕目昏，涕唾黏；关滑脾热，口臭及宿食不化、吐逆，滑实胃热；尺滑因相火炎上而引饮，脐冷腹鸣，或时下利，妇人主血实气壅，月事不通，若滑而和匀则为孕矣。人迎浮滑为风痰，缓滑为中风。气口滑数为宿食，缓滑为热中。平人肢体丰盛，六脉软滑，此湿痰渐积于中外，终日劳役不知倦怠，若安息则重着酸疼矣。

[先哲格言] 李士材云：滑脉势不安定，鼓荡流利，似近于阳，故曰阳中之阴，不腐不化之物象亦如之，故主痰液有物之类为多。凡痰饮、呕逆、伤食等症皆上中二焦之病，以滑为水物兼有之象也。设所吐之物非痰与食，是为呕逆，脉必见涩也。溺血经闭，或主淋痢者，咸内有所蓄（血、积）类液、瘀凝类痰，须以意求耳。

[参治活法]《经》云“滑为阴气有余”一语，此指阴邪搏阳而言，岂以阴气有余，多汗身寒之病便可视为血多？又以滑大之脉牵合无力，岂可误作内伤元气乎？此又不可不辨也。

涩脉（阴）

[经论] 涩脉细而迟，往来难，短且散，或一止复来（《脉经》）。参伍不调（《素问》）。如轻刀刮竹（《脉诀》）。如雨沾沙（通真子）。如病蚕食叶（《濒湖脉学》）。

[发明] 涩者，不流利之义。《素问》曰：参伍不调者病。谓其凝滞，而至数不和匀也。《脉诀》以轻刀刮竹为喻者，刀刮竹则阻滞而不滑也。通真子以如雨沾沙为喻者，谓雨沾金石则滑而流利，雨沾沙土则涩而不利也。时珍以病蚕食叶为喻者，谓其迟慢而艰难也。

按：涩为阳气有余，气盛则血少，故脉蹇滞涩涩，而肺脉宜之。

［**辨误**］《脉诀》云：指下寻之似有，举之全无，则是微脉，而非涩脉矣。叔和谓一止复来亦有痹病。盖涩脉往来迟难，有类乎止而实非止也。又曰细而迟，往来难且散者，乃浮分多而沉分少，有类乎散而实非散也。

［**体象**］细迟短涩往来难，散止依稀应指间，如雨沾沙容易散，病蚕食叶慢而难。

［**相类**］参伍不调名曰涩，轻刀刮竹短而难，微似秒芒微软甚，浮沉不别有无间。

细迟短散时一至曰涩；极细而软，重按若绝曰散；浮而柔细曰濡；沉而柔细曰弱。

［**主病**］涩缘血少或伤精，反胃亡阳汗雨淋，寒湿入营为血痹，女人非孕即无经。

［**分部**］寸涩心虚痛对胸，胃虚胁胀察关中，尺为精血俱伤候，肠结溲淋或下红。

涩而坚大为有实热，涩而虚软虚火炎灼，浮涩表恶寒，沉涩里燥涸。

［**贯释**］涩为气多血少之候，故主少血、亡血、无汗、伤精血、血痹痛等症也。左寸涩，心神虚耗不安及冷气心痛；关涩，肝虚血败、肋胀胁满、身痛；尺涩，男子伤精及疝，女子月事虚败，若有孕，主胎漏不安。右寸涩，营卫不和，上焦冷痞，气短臂痛。肺主气，气为卫，血为营，肺脉涩乃气多血少，故曰不和也。关涩，脾弱不食，胃冷而呕。尺涩，大便涩，津液不足，少腹寒，足胫逆冷。

若先富后贫，脉亦必涩。尺部见涩，艰于子嗣。

[先哲格言] 李士材云：一切世间之物，濡润者则必滑，枯槁者则必涩。故滑为痰饮，涩主阴衰。理有固然，无足辨者。肺之为脏，气多血少，故右寸见之为合度之诊；肾之为脏，专司精血，故左尺见之为虚残之候。不问男妇，凡尺中沉涩者，必艰于嗣，正血少精伤之确证也。故女人怀子而得涩脉，则血不足养胎；如无孕而得涩脉，将有阴衰髓竭之忧。杜光庭云：涩脉独见尺中，形同代为死脉。士材又云：涩脉有外邪相袭，使气分不利而成滞涩；有卫气散失，使阳衰不守而成虚涩；有肠胃燥渴，津液亦亡，使血分欲尽而成枯涩。在诊之者，是为灵通耳。

[参治活法] 涩虽属血少精伤之候，然亦有宿食、外邪阻滞而见涩者。《金匮》云：寸口脉浮大，按之反涩，尺中亦微而涩，知有宿食。有发热头疼，而见浮涩数盛者，阳中雾露之气也，雾伤皮腠。湿流关节，总皆脉涩，但兼浮数沉细之不同耳。

虚脉（阴）

[经论] 虚脉迟大而软，按之无力，隐指豁豁然空（《脉经》）。

[发明] 虚之为义，中空不足之象，专以软而无力得名者也。虚之异于濡者，虚则迟大而无力，濡则细小而无力也。虚之异于芤者，虚则愈按而愈软，芤则重按而仍见也。

［**辨误**］《脉经》云：迟大而软，按之不足，隐指豁豁然空。此言最为合义。虽不言浮字，而云按之豁豁然空，则浮字之义已包含矣。崔紫虚以为形大力薄，其虚可知，但欠迟字之义耳。《脉诀》云：寻之不足，举之有余。是浮脉而非虚脉矣。浮以有力得名，虚以无力取象。有余二字安可施之虚脉乎？杨仁斋曰：状似柳絮散漫而迟。滑伯仁曰：散大而软。二家之言俱是散脉，而非虚脉矣。愚按：虚脉按之虽软，犹可见也；散脉按之绝无，不可见也。今并正之。

［**体象相类**］举之迟大按之松，脉状无涯类谷空，莫把芤虚为一例，芤来浮大似慈葱。

虚脉浮大而迟，按之无力；芤脉浮大，按之中空。芤为脱血，虚为血虚。芤散二脉见浮脉。

［**主病**］脉虚身热为伤暑，自汗怔忡惊悸多；发热阴虚须早治，养营益气莫蹉跎。

［**分部**］血不营心寸口虚，关中腹胀食难舒，骨蒸痿痹伤精血，却在神门两部居。

神门者，尺部也。《经》曰：血虚、脉虚。曰：气来虚微为不及，病在内。曰：久病脉虚者，死。

［**贯释**］虚为气血俱虚之候，为暑。左寸为虚烦，为多汗，为恍惚多惊，为小儿惊风。右寸为气不足，右关为食少，尺脉虚防泄泻，又主肾怯，兼涩者必艰于嗣。气口脉大而虚，为内伤于气；若虚大而时见一涩，为内伤瘀血。

［**先哲格言**］《脉经》曰：血虚脉虚而独不言气虚者，

何也？气为阳，主浮分；血为阴，主沉分。今浮分大，而沉分空，故独主血虚耳。若夫肺脉见之，又主气怯者，肺与乾天合德，不浮而沉，气分欲竭之兆也。

虚脉又主伤暑者，盖暑为阳邪，其势足以铄石流金，干于脾则吐利，干于心则烦心，并于上则头重，并于下则便秘。其见于脉也，不洪数而反见虚者，因暑性炎热，使人表气易泄，故脉必虚耳。

［**参治活法**］张仲景云：脉虚不可吐；腹满脉虚复厥者，不可下；脉阴阳俱虚，热不止者，死。唯癫疾而脉虚可治者，以其神出舍空，可行峻补。若脉实大，为顽痰固结，搜涤不应为难耳。

实脉（阳）

［**经论**］实脉浮沉皆得，脉大而长微弦，应指愊愊然（《脉经》）。

［**发明**］实为阳盛有余，故脉来浮沉皆得大且长而坚实也。愊愊，坚实貌。

［**辨误**］《脉诀》言如绳应指来，则是紧脉之形，而非实脉之象矣。夫紧脉之与实脉，虽相类而实相悬，但紧脉弦急如切绳，而左右弹人手，实脉则大且长，三候皆有力也。

［**体象**］浮沉皆得大而长，应指无虚愊愊强，热蕴三焦成壮火，通肠发汗始安康。

［**相类**］实脉浮沉有力强，紧如弹索转无常，须知牢脉

帮筋骨，实大微弦更带长。

浮沉有力为实，弦急弹人为紧，沉而实大微弦而长曰牢。

［**主病**］实脉为阳火郁成，发狂谵语吐频频，或为阳毒或伤食，大便不通或气疼。

《经》曰：血实脉实。曰：脉实者，水谷为病。曰：气来实强，是谓太过。

［**辨误**］《脉经》曰：尺实，小腹痛，小便难。《脉诀》言尺实，小便不禁，与《脉经》相反。

按：紧脉者，热为寒束，故其象绷急而不宽舒；实脉者，邪为火迫，故其象坚满而不和柔。以证合之，以理察之，便昭昭于心目之间。又按：张洁古惑于伪《诀》实主虚寒之说，而遂以姜附施治，此甚不可为训。或实脉而兼紧者，庶乎相当。苟非紧象，而大温之剂施于大热之人，其不立毙者几稀！以洁古之智，当必是兼紧之治法无疑耳。

［**分部**］寸（左）实咽疼口舌疮，（右寸）气填痰壅目红眦，（右关）脾宫中满消中热，（左）尺实腰肠痛（右尺）便难。

［**贯释**］实为三焦气满实热之象。主病皆邪热蕴蓄有余之证，故为呕、为痛、为气塞、为膜胀、为气聚、为食积、为利等病也。左寸实，心中积热、口舌疮、咽疼痛；实大，头面热风，烦躁，体疼，面赤。关实，腹胁痛满；实而大，肝盛目暗赤痛。尺实，小腹痛，小便涩；实而滑，淋漓茎痛，溺赤；实大，膀胱热，溺难；实而紧，腰痛。右寸实，

胸中热，痰嗽，烦满；实而大，肺热咽燥痛，喘嗽气壅。关实，伏阳蒸内，脾虚食少，胃气滞；实而大，脾热消中，善饥，口干，劳倦。尺实，脐下痛，便难，或时下利。

［先哲格言］ 李士材云：脉实必有大邪大热，大积大聚，故《经》云血实脉实，又云气来实强，是谓太过。由是测之，皆主实热。其所主病大约与数脉相类，而实则过之，以其蕴蓄之深也。

吴鹤皋云：实而静，三部相得，气有余；实而躁，三部不相得，里有邪也，当下之。若一部独实，必辨脏而责之。妇人尺中实有孕。

［参治活法］ 伤寒阳明病，不大便而脉实，宜下之。下后脉实大，或暴微欲绝，热不止者，死。厥阴病，下利，脉实者，下之，死。若消瘅、鼓胀、坚积等病，皆以脉实为可治。若泄而脱血，及新产骤虚，久病虚羸，而得实大之脉者，为难治。

长脉（阳）

［经论］ 长脉不大不小，迢迢自若（朱氏），如循长竿末梢为平，如引绳、如循长竿为病（《素问》）。

［发明］ 长脉在时为春，在人为肝，肝主春生之令，天地之气至此而发舒。《素问》曰：平人脉长有神。此气治而无病也。若病人脉长，病虽甚而尚可治也。

按：长而和缓，即合春生之气，而为健旺之征；长而硬满，即属火亢之形，而为疾病之应。

［**体象相类**］过于本位脉名长，弦则非然但满张，弦脉与长争较远，良工测度自然量。

实、牢、弦、紧皆兼长脉。

［**主病**］长脉迢迢大小匀，反常为病似牵绳，若非阳毒癫痫病，即是阳明热势深。

长洪癫狂病，长搏阳明病，长软滑气治，长坚搏气病，上部主吐，中部主饮，下部主疝，女人左关独长多淫欲，男子两尺修长多春秋。

《内经》曰：心脉搏坚而长，病舌卷不能言。《脉经》云：肾脉搏坚而长，其色黄而赤，当病折腰。此非以长为病，以搏坚相合为病也。

［**贯释**］长为有余之病，长有三部之长、一部之长。戴同父曰：从尺至关连寸口直过如横竿之状，此三部之长；脉过本位，谓或尺或关或寸过于一指之外，此各部之长。若欲知其病，则必于浮、沉、迟、数、大、小之间求之；若不大、不小、不浮、不沉、不迟、不数，则气治而无病也。《经》曰：长则气治，此平脉也。大概常人、病人脉长为吉，深则长寿脉也。尺脉长，蒂固根深；心脉长，神气强壮。滑伯仁曰：长为气血皆有余也，为阳毒内蕴，三焦烦郁为壮热。

［**先哲格言**］李士材云：过于本位名为长脉，久久审度，而知其必不然也。寸而上过则为溢脉，寸而下过即为关脉；关而上过即属寸脉，关而下过即属尺脉；尺而上过

即属关脉，尺而下过即为覆脉。由是察之，然则过于本位理之所必无，而义之所不合也。唯其状如长竿，则直上直下，首尾相称，非若他脉之上下参差，首尾不匀者也。

短脉（阴）

［**经论**］短脉不及本位（《脉诀》），应指而回，不及满部（《脉经》）。

［**发明**］戴同父曰：短脉只见尺寸，若关中见短，上不通寸，下不通尺，是阴阳绝脉，必死矣。故关不诊短。黎居士云：长短未有定体，诸脉举按之间过于本位者为长，不及本位者为短。长脉属肝，宜于春；短脉属肺，宜于秋。但诊肝肺长短自见，故知非其时非其部。凡得短脉，必主气血损之症。《脉诀》指为气壅者，何也？洁古至欲以巴豆神药治之，良不可解。

［**辨误**］《脉诀汇辨》谓短脉涩小之状。此是涩脉，非短也。短有滑短痰食，岂可止以涩小为短形？高阳生伪《诀》谓中间有两头无，则不言尺寸。据其说则断绝不通矣。夫脉以贯通为义，若使上下不贯通，则为阳绝阴绝，俱为必死之脉。岂有一见短脉，遂致危亡之理乎？故戴同父亦悟及于此，而云关不诊短，极为有见。然尺与寸短，依然落于阴绝阳绝矣。殊不知短脉非两头断绝也，特两头俯而沉下，中间突而浮起，仍自贯通者也。

［**体象相类**］两头缩缩名为短，涩短迟迟细且难，短涩

而浮秋喜见，三春为贼有邪干。

涩、微、动、结，皆兼短脉。

[主病] 短脉唯于尺寸寻，短而滑数酒伤神，浮为血涩沉为痞，寸主头疼尺腹疼。

[贯释]《经》曰：短则气病。短主不及之病。《脉经》曰：浮而短者，营卫不行；沉而短者，脏腑痞塞。滑伯仁曰：短为气不足以前导其血也。为阴中伏阳，为三焦气壅，为宿食不消。

[先哲格言]《素问》云：短则气病。盖以气属阳，主乎充沛。若短脉独见，气衰之确兆也。然肺为主气之脏，偏与短脉相应，则又何以说也。又云：肺之平脉，厌厌聂聂，如落榆荚，则短中自有和缓之象，气仍治也。若短而沉且涩，而谓气不病，可乎？

吴鹤皋云：过于悲哀之人，其脉多短，可以占气之病矣。

洪脉（阳）

[经论] 洪脉指下极大（《脉经》），来盛去衰，来大去长（通真子）。

[发明] 洪脉为阳，司令在夏，是心经之脉也。时当朱夏，天地之气酣满畅遂，脉者得气之先，故应之以洪。洪者，大也，以水喻也。又曰钩者，以木喻也。夏木繁滋，枝叶敷布，重而下垂，故如钩也。钩即是洪，名异实同。《素问》以洪脉为来盛去衰，颇有微旨。反此者病。其气来

盛去亦盛，此谓太过，病在外；其气来不盛去反盛，此谓不及，病在中。太过则令人身热而肤痛，为浸淫；不及则令人烦心，上见咳唾，下为气泄。

[辨误] 詹炎举谓如环珠者，非也。《脉诀》云：季夏宜之，秋季、冬季发汗、通肠，俱非洪脉所宜。是谬论也。

[体象] 脉来洪盛去还衰，满指滔滔应夏时，若在春秋冬月分，升阳散火莫狐疑。

[相类] 洪脉来时拍拍然，去衰来盛似波澜，欲知实脉参差处，举按弦长愊愊坚。

洪而有力为实，实而无力为洪。

[主病] 洪脉阳盛血应衰，相火炎炎热病居，胀满胃翻须早治，阴虚泄痢可愁如。

[分部] 寸（左）洪心火上焦炎，（右）肺脉洪时金不堪，（左关）肝火（右关）胃虚关内察，肾虚阴火尺中看。

洪有力实火，洪无力虚火，洪急胀满，洪滑热痰，洪数其人暴吐中毒。

[贯释] 洪为荣络大热、血气燔灼之候，故主表里俱热，为烦、为咽干、为大小便不通。左寸洪，心经积热，眼赤、口疮、头痛、内烦；关洪，肝热及身热、四肢浮热；尺洪，膀胱热，小便赤涩。右寸洪，肺热毛焦，唾黏咽干，洪而紧为喘急；关洪，胃热呕吐，反胃咽干，洪而紧为腹胀；尺洪，腹满，大便难，或时下血。

[先哲格言] 王叔和云：夏脉洪大而散，曰平脉。反得沉濡而滑者，是肾之乘心，水之克火，为贼邪，死不治。

反得大而缓者，是脾之乘心，子之扶母，为实邪，虽病自愈。反得弦细而长者，是肝之乘心，母之归子，为虚邪，虽病易治。反得浮涩而短者，是肺之乘心，金之凌火，为微邪，虽病即瘥。盖洪主阳盛阴虚之病。凡失血泄利，久嗽，久病之人，俱忌洪脉也。

《素问》云：形瘦脉大多气者，死。又云：脉大则病进。可见形正不与脉相合，均非吉兆。

吴鹤皋云：洪即大也。若得病而脉始大，或久病而脉暴大，此为邪盛。《经》曰：大则病进是也。若平人三部皆大，往来上下自如，此禀质之厚，亦不在病例。若一部独大，一手独大，斯可以占病矣。

［**参治活法**］若病后久虚，虚劳失血，泄泻脱元等症，皆气血精神衰弱，脉亦应细小为是，而反见洪盛之脉者，则危矣。或平日六部之脉皆洪大实者，谓之六阳脉，乃禀气使然也；亦有禀虽盛，平日六部脉皆微小者，谓之六阴脉，二者皆禀气使然，非病脉也。若平日六阳六阴之脉而或变常者，则为病脉也。脉浮而洪，身汗如油，为肺绝。有屡下而热势不解，脉洪不减，谓之坏病，不可救治。洪为阳气满溢，阴气垂绝之脉，故蔼蔼然如车盖者，为阳结。伤寒汗后，脉洪者，死，不治。

微脉（阴）

［**经论**］微脉极细而软，按之如欲绝，若有若无（《脉

经》)，细而稍长。

[发明] 微脉之状，软而无力，细而难见。古人云：似有若无，欲绝非绝。八字真为微脉传神。《素问》谓之小气血微，则脉微。

[体象相类] 微脉轻平瞥瞥乎，按之欲绝有如无；微为阳弱细阴弱，细比于微略较粗。

轻诊即见，重按如欲绝者，微也。往来如线而常有者，细也。愚按：世俗未察微脉之义，每见脉之细者，辄以微细二字并称，是何其言之不审耶？轻取之而如无，故曰阳气衰；重按之而欲绝，故曰阴气竭。若细脉则稍稍较大，显明而易见，非如微脉之模糊而难见也。虽其症所患略同，而其形亦不可不辨。仲景曰：脉瞥瞥如羹上肥者，阳气微；萦萦如蚕丝者，阳气衰。长病得之死，正气将次绝灭；卒病得之生，邪气不至深重也。

[主病] 气血微兮脉亦微，恶寒发热汗淋漓，男为劳极诸虚候，女作崩中带下医。

微主久虚血弱之病，阳微恶寒，阴微发热。《脉诀》云：崩中日久为白带，漏下多时骨髓枯。

[辨误] 按：滑氏云，浮而微，阳不足，身体恶寒；沉而微，阴不足，脏寒下利。但“沉微”一句，窃有疑焉。微脉按之如欲绝，何得有沉微？若沉细而软，乃弱脉矣。宜详审之。

[分部] 肺（右）微气促（左）心惊惕，肝为肢拘胃胀形，尺部带崩（女）精血弱（男），恶寒消瘅痛

呻吟。

［贯释］微为气血俱虚之候，故主虚弱少气，泄泻，虚汗，崩漏败血不止等症也。左寸微，心虚怵惕，营血不足，头痛胸痞，虚劳盗汗；关微，胸满气乏，四肢恶寒、拘急；尺微，败血不止，男为伤精尿血，女为血崩带下。右寸微，上焦寒，痞冷，痰不化，中寒，不足少气；关微，胃寒气胀，食不化，脾虚噫气，心腹冷痛；尺微，脏寒泄泻，脐下冷痛。

［先哲格言］李士材云：在伤寒症，唯少阴有微脉，他经则无。其太阳膀胱为少阴之腑，才见微脉、恶寒，仲景早从少阴施治，而用附子、干姜矣。盖脉微、恶寒，正阳气衰微所致。

紧脉（阳）

［经论］紧脉来往有力，左右弹人手（《素问》），如转索无常（仲景），数如切绳（《脉经》），如纫簟线（丹溪）。

［发明］天地肃杀之气，阴凝收敛，其见脉也为紧。较之于弦，更加挺劲之异。仲景曰：如转索无常，叔和曰：数如切绳，丹溪曰：如纫簟线。譬如以二股、三股纠合为绳，必旋绞而转，始得紧而成绳。可见紧之为义，不独纵有挺急，抑且横有转侧也。不然左右弹手及转索诸喻将何所取义乎？时珍曰：紧乃热为寒束之脉，故急数如此，要

有神气，《素问》谓之急。

［**辨误**］《脉诀》云：寥寥入尺来。崔氏言如线，皆非紧状，或以浮紧为弦，沉紧为牢，亦近似耳。

［**体象**］举如转索切如绳，脉象因之得紧名，总是寒邪来作寇，内为腹痛外身疼。

［**相类**］见弦、实二脉。

［**主病**］紧为诸痛主于寒，喘嗽风痫吐冷痰；浮紧表寒须发越，紧沉温散自然安。

诸紧为寒为痛，人迎紧盛伤于寒，气口紧盛伤于食，两手脉紧盛是夹食伤寒，尺紧痛居其腹。若中恶，浮紧邪方炽，而脉无根；咳嗽沉紧，正已虚，而邪方痼，皆主死症。

［**分部**］寸紧人迎气口分，当关心腹痛沉沉，尺中有紧为阴冷，定是奔豚与疝疼。

紧洪痈疽，紧数中毒，紧实内胀，紧浮伤寒，紧沉寒积。

［**贯释**］紧为邪风搏激，伏于营卫间之候，故为痛为寒。浮紧为伤寒身痛，沉紧为腹中有寒，为风痫。左寸紧，头痛目眩，舌强；紧而沉，心中气逆，冷痛。关紧，心腹满痛，胁疼肋急；紧而盛，伤寒浑身痛；紧而实，痃癖。尺紧，腰脚脐下痛，小便难。右寸紧，鼻塞膈壅；紧而沉滑，肺实咳嗽。关紧，脾腹痛，吐逆；紧而盛，腹胀伤食。尺紧，下焦筑痛。

［**先哲格言**］古称：热则筋纵，寒则筋急。此唯热郁于

内而寒束其外，崛强不平，故作是状。紧之与迟，虽同主乎寒，迟则气血有亏，乃脉行迟缓而难前；紧则寒邪凝袭，乃脉行夭矫而搏击。愚按：紧为收敛之象，犹天地之有秋冬，故主寒邪；阳困阴凝，故主诸痛。

［**参治活法**］病人脉阴阳俱紧反汗出者，亡阳也。伤寒脉紧，邪盛未解。

缓脉（阴中阳）

［**经论**］缓脉去来小快于迟（《脉经》），一息四至（戴氏），如丝在经，不卷其轴，应指和缓，往来甚匀（张太素），如春初杨柳舞风之象（杨玄操），如微风轻飐柳梢（滑伯仁）。

［**发明**］缓为阳气初微，故脉迟缓：而司令在四季之末，是脾胃之脉也。阳寸阴尺，上下同等，浮大而软，无有偏胜者，平脉也。若非其时，即为病脉矣。夫缓而和匀，不浮不沉，不疾不迟，不大不小，不微不弱。意思欣欣，悠悠扬扬，难以名状者，此真胃气脉也。故张太素又比之如丝在经，不卷其轴，应指和缓，往来甚匀。盖土为万物之母，中气调和则百疾不生。缓之于脉大矣哉！

《素问》云：其来如水流者，此谓太过，病在外；如鸟之喙，此谓不及，病在中。太过则令人四肢沉重不举，不及则令人九窍壅塞不通。

［**体象**］缓脉呵呵四至通，柳梢袅袅飐轻风，欲从脉里

求神气，只在从容和缓中。

［**相类**］见迟脉。

［**主病**］缓脉营衰卫有余，或风或湿或脾虚，上为项强下痿痹，分别浮沉大小区。

［**辨误**］《脉诀》云：缓主脾热，口臭反胃，齿痛梦鬼之病。不关《经》旨，时珍谓其出自杜撰，与缓无干。

［**分部**］寸（左）缓风邪项背拘，（左）关为风眩（右）胃家虚，尺为濡泄或风闭，肾弱蹒跚足力迂。

浮缓为风，沉缓为湿，缓大风虚，缓细湿痹，缓涩脾虚，缓弱气虚。

［**贯释**］缓为气血向衰之候，故主风湿痹痛等症，在上为项强，在下为脚弱。心不足则左寸缓，怔忡多忘，亦主项背急痛；关缓风虚眩晕，腹胁气结；尺缓肾虚冷，小便数，女人月事多。右寸缓，肺气浮，言语短气；关缓胃气弱，若不浮不沉，从容和缓，乃脾家之平脉也；尺缓，下寒脚弱，风气秘滞，浮缓肠风泄泻，沉缓小腹感冷。

［**先哲格言**］《脉经》云：脾王之时，其脉大，呵呵而缓，名曰平脉。反得弦细而长者，是肝之乘脾，木之克土，为贼邪，死不治；反得浮涩而短，是肺之乘脾，子之扶母，为实邪，虽病自愈；反得洪大而散者，是心之乘脾，母之归子，为虚邪，虽病易治；反得沉濡而滑者，肾之乘脾，水之凌土，为微邪，虽病即瘥。

《素问》云：脾者，土也，孤脏以灌四旁者也。善者不可得而见，恶者乃见。是故缓脉不主疾病，唯考其兼见之脉，方可断其为病也。仲景云：伤寒脉大为病进，脉缓为邪退。

芤脉（阳中阴）

［**经论**］芤脉浮大而软，按之中央空，两边实（《脉经》），中空外实如慈葱。

［**发明**］芤，慈葱之名也。《素问》无芤名，崔紫虚云：芤脉何似？绝类慈葱，指下成窟，有边无中。

［**辨误**］芤脉浮沉二候易见，故曰有边；中候豁然难见，故曰中空。非中候绝无，若泥为绝无，是无胃气矣。旧说以为旁实，与芤葱之义不合。

《脉诀》云：两头有中间无，是脉断绝矣。又言主淋沥，风入小肠之病，与失血之候相反，误世不小。

［**体象**］芤形浮大软如葱，举按易得中央空，火犯阳经血上溢，热伤阴络下流红。

［**相类主病**］中空无力乃为芤，浮大而迟虚脉呼，芤更带弦名曰革，芤为亡血革虚寒。

［**分部**］寸芤失血病心忪，关芤呕血肠胃痈，尺部见之多下血，脱肛红利漏崩中。

［**贯释**］芤为失血之候，血脱则气有余，血不足则不能统气于脉，故来虚大中空，若芤之状也。左寸芤，主心血妄行，为吐为衄；关芤，主胁间血气痛，肝虚不能藏血，亦为吐血目暗；尺芤，小便血，女人月事为病。右寸芤，

肺家失血，为衄为呕；关芤，肠痈下脓血，及呕血不食；尺芤，大便血。

［**先哲格言**］戴同父云：营行脉中，脉以血为形。芤脉中空，脱血之象也。

吴鹤皋云：阴去阳存之脉也，主上下出血，遗精，盗汗，各随所在而论之。

李士材云：卫行脉外，荣行脉中。凡失血之病，脉必中空，故芤主失血。然则芤乃失血虚家之空脉，非蓄血积聚之实脉也。诸家以积瘀为诊误矣。

王叔和云：三部脉芤，长病得之生，卒病得之死。愚按：暴失血者，脉必多芤，而谓卒病得之死，可乎？

弦脉（阳中阴）

［**经论**］弦脉端直以长（《素问》），如张弓弦（《脉经》），按之不移，绰绰如按琴瑟弦（巢氏），状若筝弦（《脉诀》），从中直过，挺然指下（《刊误》）。

［**发明**］弦之为义，如琴弦之挺直，而略带长也。弦脉与长脉皆主春令，但弦为初春之象，阳中之阴，天气犹寒，故如琴弦之端直而挺然，稍带一分之紧急也。长为暮春之象，纯属于阳，绝无寒意，故如木干之迢直以长，纯是发生气象也。

弦为阳中伏阴，气血收敛，故脉来端直似弦，而司令在春，是肝经之脉也。若脉来轻虚以滑者，平；实滑如循长竿者，病；劲急如新张弓弦者，死。池氏曰：弦紧而数劲为太过，张紧而细为不及。太过则令人善怒，忽忽眩冒而癫疾；不及则令人胸痛引背，下则两胁胠满。

［**辨误**］《脉诀》云：时时带数曰弦。又云：脉紧状牵绳，则是紧脉，非弦脉矣。而方谷又谓：弦即数也，数即弦也。有弦之处，而无数之句，皆非弦脉，不合经旨，今并正之。

［**体象**］弦脉迢迢端直长，肝经木旺土应伤，怒气满胸常欲叫，翳矇瞳子泪淋浪。

肝属气，脾属土。若气行盛，则土行受气行之侵，发松而不坚。肝气旺则脾土为肝气壅塞而不舒，则饮食少而胃气衰矣。

［**相类**］弦来端直似丝弦，紧则如绳左右弹，紧言其力弦言象，牢脉弦长沉伏间。又见长脉。

蔡西山曰：阳搏阴为弦，阴搏阳为紧，阴阳相搏为动，虚寒相搏为革，阴阳分离为散，阴阳不续为代。

［**主病**］弦应东方肝胆经，饮痰寒热疟缠身，浮沉迟数须分别，大小单双有重轻。

［**分部**］寸弦头痛膈多痰，寒热癥瘕察左关，关右胃寒心腹痛，尺中阴疝脚拘挛。

疟脉自弦，弦数多热，弦迟多寒，弦大主虚，弦细拘急，弦激怒气，弦搏痰饮，弦急疝气，阳弦头痛，阴弦腹痛，单弦饮癖，双弦寒痼。若不食者，肝旺土衰，必难治矣。弦为肝盛之病，浮弦支饮外溢，沉弦悬饮内痛，弦而乍迟乍数者疟。

［**贯释**］弦为血气收敛，阴伏于阳，肝旺脾伤之象，或

经络间有寒所滞，为痛、为疟、为痹、为拘急及寒热血虚、盗汗、疝、饮、劳倦等症。关前为阳，关后为阴，阳弦则头痛，阴弦则腹痛。两手脉弦为双，一手脉弦为单，单弦则胸腹痰饮为癖，双弦则阴寒痼积于内，或胁急疼痛。弦长为积。左寸弦，头疼心惕，劳伤盗汗，乏力。关弦胁肋痛，痃癖；弦紧为疝瘕、为瘀血；弦小寒癖。尺弦小腹痛，弦滑腰脚痛。右寸弦，肺受寒，咳嗽，胸中有寒痰；关弦脾胃伤冷，宿食不化，心腹冷痛，又为饮；尺弦脐下急痛不安，下焦停水。

［**先哲格言**］王惠源云：弦脉乃阴伏于内，而阳搏于外，故疟、痰、寒热之症多弦；而紧为阳藏于内，阴搏于外，故伤寒、伤食、痛症之脉多见紧也。

戴同父云：弦而软，其病轻；弦而硬，其病重。

［**参治活法**］弦脉之诊，唯在推求有胃气与无胃气。其弦而软，微带和缓之象，乃胃气未乏，是为可治；若弦而劲细，如循刀刃，弦而强直，如新张弓弦，此乃弦无胃气也，病虽新起亦难医治。是以虚劳之脉，寸口多数大，尺中弦细搏指者，是谓损脉，虽扁鹊亦难医。

伤寒以尺寸俱弦为少阳经病，少阳为枢，为阴阳交界。如弦而兼浮、兼细为少阳之本脉，弦而兼数、兼缓是入腑传阴之脉象，若弦而兼沉涩微弱是入阴之脉也。

伤寒脉弦细，头痛发热者，属少阳。此阳弦头痛也，痛必见于太阳。阳脉涩，阴脉弦，法当腹中急痛。此阴弦腹痛，病必见于少腹，皆少阳部分耳。少阴病，欲吐不吐，始得之，手足寒，脉弦迟者，此胸中实，当吐之。若膈上有寒饮，干呕者，不可吐，急温之。如此，又不当以兼沉、兼涩概为之阴也。而伤寒以弦迟为胸中实者，详证合脉，治法活泼，不可固执也。盖诸病之脉属邪盛而见弦者，十居二三；属正虚而见弦者，十居六七。在伤寒表邪全盛之时，中有一部见弦，或兼迟、兼涩，便是夹阴寒之证，客邪虽盛，急宜温散，而汗下之剂咸非所宜。即非时感冒亦宜体此。至于素有动气怔忡、寒疝脚气，种种宿病而挟外感之邪，于浮紧数大之中，委曲寻之而弦象必隐于内，多有表邪脉紧于紧脉之中，按之渐渐减小，纵之不甚鼓指，便当弦脉例治。于浮脉之中按之敛直，滑脉之中按之搏指，皆当弦脉例看。于沉脉之中按之引引，涩脉之中按之切切，皆阴邪内伏，阳气消沉，不能调和百脉而显弦直之状，良非客邪紧盛之兆。如腹痛臌胀、胃反、胸痹、癥瘕、蓄血、中暍、伤风、霍乱、滞下、中气郁结、寒热痞满，种种皆有弦脉，悉由中气不足、土衰木贼而致。唯以弦多弦少，以证胃气之强弱；弦实弦虚，以证邪气之盛衰；浮弦沉弦，以证表里之阴阳；寸弦尺弦，以证病气之升沉。无论所患何症，兼见何脉，但以和缓有神，不乏胃气，皆为可治也。

革脉（阴）

［经论］革脉弦而芤（仲景），如按鼓皮（丹溪）。

［发明］恰如鼓皮，外则绷急，浮举之而弦急，内则空

虚，沉按之而豁然。故浮取于鼓面而已即得，若按之则虚无物矣。

《甲乙经》曰：浑浑革革至如涌泉，病进而色弊弊绵绵，其去如弦绝者死。谓脉来浑浑革变，急如涌泉，出而不反也。观其曰涌泉，则浮取之不止于弦大，而且数、且搏、且滑矣。曰弦绝，则重按之不止于豁然，而且绝无根蒂矣，故曰死也。叔和以为溢脉，与此不同。

［辨误］时珍曰：革即芤、弦二脉相合，故均主失血之候。诸家脉书皆以为牢脉，故或有革无牢，有牢无革，混淆不辨，不知革浮牢沉，革虚牢实，形证皆异也。宜审别之。

［体象主病］革脉形如按鼓皮，芤弦相合脉寒虚，女人半产并崩漏，男子营虚或梦遗。

［相类］见芤、牢二脉。

［贯释］革为气血虚寒之候。仲景曰：弦则为寒，芤则为虚。虚寒相搏，其名曰革。男子亡血、失精，女人半产、漏下。《脉经》曰：三部革，长病得之生，卒病得之死。

［先哲格言］李士材云：脉如皮革，表邪有余而内则不足。唯表有寒邪，故弦急之象先焉；唯中亏气血，故空虚之象显焉。男人诸病多由精血不足之故，女人半产漏下，亦以血骤去，故脉则空也。

吴鹤皋云：此精血遗亡而气独守，故主半产漏下，男子遗精。若中风而得之者，阴虚而风劲也；感湿而得此者，土亢而风木承之也。此之谓无胃气。《经》曰：脉不往来者，死。其斯脉之谓乎？

牢脉（阴中阳）

［**经论**］牢脉似沉似伏，实大而长；微弦（《脉经》）。

［**发明**］扁鹊曰：牢而长者，肝也。仲景曰：寒则牢坚，有牢固之象。沈氏曰：似沉似伏，牢之位也；实大弦长，牢之体也。

［**辨误**］《脉诀》不言形状，但云：寻之则无，按之则有。似依稀仿佛，却不言实大弦长之形象，是沉脉而非牢脉矣。又云：脉入皮肤辨息难。更以牢为死脉。皆孟浪之语也。

［**体象相类**］弦长实大脉牢坚，牢位常居沉伏间；革脉芤弦自浮起，革虚牢实要详看。

牢脉不可混于沉、伏二脉，宜细辨之。沉脉如绵裹砂，内刚外柔，然不必兼大弦也；伏脉非推筋至骨不见其形，在于牢脉既实大，才重按之便满指有力，以此为别耳。

［**主病**］寒则牢坚里有余，腹心疼痛木乘脾，疝癫癥瘕何愁也，失血阴虚却忌之。

［**辨误**］《脉诀》云：骨间疼痛，气居于表。池氏以为肾传于脾。皆谬妄不经。

［**贯释**］牢为里实表虚之象，故主寒实之候。如胸中气促，木实乘脾，为腹心疼痛、疝癫癥积等症。扁鹊曰：革为虚，牢为实。失血者，脉宜沉细，反沉大而牢者死，虚

病见实脉也。

［先哲格言］ 李士材云：牢脉所主之证，以其在沉分也，故悉属阴寒；以其形弦实也，故咸为坚积。积之成也，正气不足，而邪气深入牢固。心之积名曰伏梁，肝之积名曰肥气，肾之积名曰奔豚，肺之积名曰息贲，脾之积名曰痞气，及一切按之应手者曰癥，假物成形者曰瘕，见于肌肉间者曰痃，结于隐辟者曰癖。《经》云：积之始生，得寒乃生，厥乃成积。故牢脉咸主之。若夫失血亡精之人，则内虚而当革脉乃为正象，若反得牢脉，是脉与证反，可以卜短期矣。

吴草庐云：牢为寒实，革为虚寒。

王惠源云：脉体实大，弦长而沉伏，则里实之病宜之。故虚病见牢脉，则死危必矣。

濡脉（阴）

［经论］ 濡脉极软而浮细，如帛在水中，轻手相得，按之无有（《脉经》），如水上浮沤（时珍）。

［发明］ 李时珍曰：濡，即软也。帛浮水中，重手按之，随手而没；水上浮沤，重按则无，皆形濡脉之象也。

按：濡脉之浮软与虚脉相类，但虚脉形大，而濡脉形小也；濡脉之细小与弱脉相类，但弱在沉分，而濡在浮分也；濡脉之无根与散脉相类，但散脉从浮大而渐至于沉，濡脉从浮小而渐至于不见也。从大而至沉者全凶，从小而至无者为吉凶相半也。

[辨误]《脉经》云：轻手相得，按之无有。《脉诀》反言按之似有举还无。悖戾一至此耶！且按之似有，举之则还无。是弱脉而非濡脉矣。

[体象] 濡形浮细按须轻，水面浮沤力不禁，病后产中犹有药，平人若见是无根。

[相类] 浮而柔细知为濡，沉细而柔作弱持，微则浮微如欲绝，细来沉细近乎微。

浮细如绵曰濡，沉细如绵曰弱，浮而极细如绝曰微，沉而极细不断曰细。

[主病] 濡为亡血阴虚病，髓海丹田暗已亏，汗雨后来蒸入骨，血山崩倒湿浸脾。

[分部] 心濡阳微自汗生（左寸），肺虚内热憎寒侵（右寸），肝经力少脾胃弱，肾惫肠虚泄脱精。

[贯释] 濡为气血俱虚之象，故主少气、无血、疲损、自汗、下冷、伤湿痹等症也。左寸濡，心虚易惊，盗汗短气；关濡，营卫不和，精神离散，体虚少力；尺濡，男为伤精，女为脱血，小便数，自汗多痁。右寸濡，发热憎寒，气乏体虚；关濡，脾弱，不化饮食；尺濡，下元冷惫，肠虚泄泻。

[先哲格言] 李士材云：浮主气分，浮取而可得，气犹未败；沉主血分，沉按而如无，此精血衰败。在久病、老年之人尚未至于必绝，为其脉与证合也。若平人及少壮暴病见之，名为无根之脉，去死不远。

弱脉（阴）

[经论] 弱脉极软而沉细，按之乃得，举手无有（《脉经》）。

[发明] 弱乃濡之沉者。《素问》曰：脉弱以滑，是有胃气；脉弱以涩，是为久病。病后老弱见之顺，平人少年见之逆。

[辨误] 《脉诀》云：轻手乃得。李氏譬如浮沤。皆是濡脉，非弱脉也。愚按：《伪诀》误以濡脉为弱，弱脉为濡，况濡在浮分，而弱在沉分也。其鲁莽特甚！即李氏浮沤之譬，亦踵高阳生之弊，不可不详加考据也，宜辨之。

[体象] 弱来无力按之柔，柔细而沉不见浮，阳陷入阴精血弱，白头犹可少年愁。

[相类] 见沉脉。

[主病] 弱脉阴虚阳气衰，恶寒发热骨筋痿，多惊多汗精神减，益气调营急早医。

仲景曰：阳陷入阴，故恶寒发热。又曰：弱主筋，沉主骨，阳浮阴弱，血虚筋急。

[分部] 寸（左）弱阳虚（右）肺气衰，（左）肝经筋痿（右关）胃虚寒，尺部冷疼兼便滑，阴虚阳陷少年难。

柳氏曰：气虚则脉弱，寸弱阳虚，尺弱阴虚，关弱胃虚。

[贯释] 弱由精气不足，故脉来萎弱而不振也，故主元气虚耗，萎弱不前，痼冷、虚热、泄精、虚汗等症也。左

寸弱，阳虚、心悸、自汗；关弱，筋痿无力，妇人主产后客风面肿；尺弱，小便数，肾虚耳聋，骨肉酸疼。右寸弱，身痛多寒，胸中短气；关弱，脾胃虚，食不化；尺弱，下焦冷痛，大便滑。

［**先哲格言**］李士材云：浮以候阳，阳主气分。浮取之而如无，则阳气衰微，确然可据。夫阳气者，所以卫外而为固者也，亦以运行三焦、热腐五谷者也。故柳氏谓气虚则脉弱，深得其义。愚按：弱堪重按，阴犹未绝，若兼涩象，则气血交败，生理灭绝矣。

吴鹤皋云：弱主气血不足，久病羸弱之人多有之。

散脉（阴）

［**经论**］散脉大而散，有表无里（《脉经》）；涣漫不收（崔紫虚）；无统纪，无拘束，至数不齐，或来多去少，或去多来少，涣散不收，如杨花散漫之象（柳氏）。

［**发明**］渐重渐无，渐轻渐有，明乎此八字，而散字之象恍然矣。故叔和云：散脉大而散，有表无里。字字斟酌。崔氏云：涣漫不收。盖涣漫，即浮大之义，而不收，即无根之义。虽得其大意，而未能言之凿凿也。柳氏云：无统纪，无拘束，至数不齐，或来多去少，或去多来少，涣漫不收，如杨花散漫之象。夫杨花散漫，即轻飘而无根之说也。其言至数不齐，多少不一，则散乱而不能整齐严肃之象也。此又补叔和未备之旨，深得散脉之神者也。

［**体象**］散似杨花散漫飞，去来无定至难齐，产为生兆胎为堕，久病逢之不可医。

久病得散脉，乃气血脱散之象，故主死。

［**相类**］散脉无拘散漫然，濡来浮细水中绵，浮而迟大为虚脉，芤脉中空有两边。

［**主病分部**］左寸怔忡右寸汗，溢饮左关应软散，右关软散胻肿胕，散居两尺魂应断。

［**贯释**］散为气血耗散，脏腑气绝之候。在病脉主虚阳不敛，又主心气不足，大抵非佳脉也。若两尺得散脉，乃精神衰惫，魂魄将离而不救也。左寸散，心脉衰而血少，神不安而怔忡作；右寸散，肺气耗而腠理不固，故自汗。左关软散，有溢饮在中；右关软散，脾气虚而足部胻跗作肿。两尺软散，精气衰败，无救治。

［**先哲格言**］戴同父云：心脉浮大而散，肺脉短涩而散，皆平脉也。心脉软散为怔忡，肺脉软散为汗出，肝脉软散为溢饮，脾脉软散为胻肿，皆病脉也。肾脉软散、诸病脉代散皆死脉也，古人以代散为必死者，盖散为肾败之征，代为脾绝之征也。肾脉本沉，而散脉按之不可得见，是先天资始之根本绝也；脾脉主信，而代脉歇止不愆其期，是后天资生之本绝也。故二脉独见均为危殆之候，而二脉交见，尤为必死之符。《难经》云：散脉独见则危。

柳氏云：散为气血俱虚，根本脱离之脉。产妇得之生，孕妇得之堕。

吴鹤皋云：散脉夏令宜之，非其时而得之者，血亡而气欲去也。

细脉（阴）

[经论] 细脉小于微，而常有细直而软，若丝线之应指（《脉经》）。

[发明] 小也，细也，状如丝也。比之于微，指下犹尚易见，未至于举按模糊也；《素问》谓之小，王启玄言如莠蓬，状其柔细也。

[辨误] 《脉诀》言往来极微。是微反大于细矣，与《经》旨相背。

[体象] 细来累累细如丝，应指沉沉无绝期；春夏少年俱不利，秋冬老弱却相宜。

[相类] 见微、濡。

[主病] 细脉萦萦血气衰，诸虚劳损七情乖，若非湿气侵腰肾，即是伤精汗泄来。

[分部] 寸细应知呕吐频，入关腹胀胃虚形，尺逢定是丹田冷，泄痢遗精号脱阴。

[贯释] 细为血冷气虚不充之候，乃元气不足，乏力无精，内外俱虚冷，痿弱洞泄，为忧劳过度、为伤湿、为积、为痛在内及在下。

[先哲格言] 李士材云：细脉、微脉俱为阳气衰残之候。夫气主煦之，非行温补，何以复其散失之元乎？尝见虚损之人脉已细而身常热，医者不究其元而以凉剂投之，

何异于恶醉而强酒？遂使真阳散败，饮食不进，上呕下泄，是速之使毙耳。《素问》云：壮火食气，少火生气。人非少火，无以运行三焦，熟腐五谷。未彻乎此者，安足以操司命之权哉？然虚劳之脉，细数不可并见，并见者必死。细则气衰，数则血败，气血交穷，短期将至矣。

王叔和云：细为血少气衰，有此证则顺，否则逆。故吐衄得沉细者生，忧劳过度者，脉亦多细，为自戕其气血也。春夏之令，少壮之人俱忌细脉，谓其不与时合不与形合也。秋冬之际，老弱之人不在禁忌之例。

按：微、细二脉或有单指阳衰，或有单指阴竭，或有兼阴阳，而主病则非划一之论矣。大都浮而微者属之阳分，则见自汗、气急等症；沉而细者属之阴分，则见下血、血痢等症。

吴鹤皋云：细即小也，病为不足。若无病，人两手三部皆小，往来上下皆从，此禀质之清，不在病例。若一部独小、一手独小曰病，乍大乍小曰邪祟。

伏脉（阴）

［经论］伏脉重按着骨，指下裁动（《脉经》），脉行筋下（《刊误》）。

［发明］伏之为义，隐伏而不见之谓也。浮、中二候绝无影响，虽至沉候亦不可见，必推筋至骨，方得见耳。

［辨误］《脉诀》云：寻之似有，定息全无。是中候见

形矣，殊为舛谬。

［**体象**］伏脉推筋着骨寻，指间裁动隐然深，伤寒欲汗阳将解，厥逆脐疼证属阴。

［**相类**］见沉脉。

［**主病**］伏为霍乱吐频频，腹痛多缘宿食停，蓄饮老痰成积聚，散寒温里莫因循。

［**辨误**］《脉诀》云：徐徐发汗。洁古以附子细辛麻黄汤主之，皆非也。

［**分部**］食气郁胸双寸伏，欲吐不吐常兀兀，当关心腹痛沉沉，关后疝瘕还破腹。

伏而数热厥，亢极而兼水化也；伏而迟寒厥，阴极而气将绝也。

［**贯释**］伏为阴阳潜伏，关膈闭塞之候，故主积聚、疝瘕、食壅、霍乱、水气及诸痛之甚，为营卫气闭而厥逆。关前得之为阳伏，关后得之为阴伏。左寸伏，心气不足，神不守常，沉忧抑郁；关伏血冷，腰脚痛，及胁下有寒气；尺伏，肾寒精虚，疝瘕寒痛。右寸伏，胸中气滞，寒痰冷积；关伏，中脘积块作痛，及胃中停滞；尺伏，脐下冷痛，下焦虚寒，腹中痼冷。

［**先哲格言**］李濒湖云：伤寒一手脉伏曰单伏，两手脉伏曰双伏，不可以阳证见阴脉为诊，乃火邪内郁，不得发越，阳极似阴，故脉伏，必有大汗而解，正如久旱将雨，六合阴晦，雨后庶物皆苏之义。又有夹阴伤寒，先有伏阴在内，外复感寒，阴盛阳衰，四肢厥逆，六脉沉伏，须投

姜附及灸关元，脉乃复出也。若太溪、冲阳皆无脉者，必死。

刘元宾云：伏脉不可发汗，为其非表脉也。

动脉（阳）

［**经论**］动乃数脉，见于上下，无头尾，如豆大，厥厥动摇（《脉经》）。

［**发明**］动脉厥厥动摇，急数有力，两头俯下，中间突起，与短脉相类。但短脉为阴，不数不硬不滑也。动脉为阳，且数且硬且滑也。

王宇泰曰：阳升阴降，二者交通，上下往来，于尺寸之内方且冲和安静，焉睹所谓动者哉？唯夫阳欲降而阴逆之，阴欲升而阳逆之，两者相搏，不得上下，击鼓之势，陇然高起，而动脉之形著矣。此言不啻于动脉写照。

［**辨误**］《脉诀》言：寻之似有，举之还无。是弱脉而非动脉矣。又曰：不离其处，不往不来，三关沉沉。皆含糊谬妄，殊非动脉。詹氏言：其形鼓动如钩如毛者，则混于浮大之脉，尤谬也。

［**体象**］动脉摇摇数在关，无头无尾豆形团，其原本是阴阳搏，虚者摇兮胜者安。

［**主病**］动脉专司痛与惊，汗因阳动热因阴，或为泄痢拘挛病，男子亡精女子崩。

［**贯释**］仲景曰：动则为痛为惊。《素问》曰：阴虚阳

搏谓之崩。又曰：妇人少阴脉动甚者，妊子也。滑氏谓虚劳体倦，为崩漏，为泄痢。

［先哲格言］ 仲景云：阴阳相搏，名曰动。阳动则汗出，分明指左寸之心，汗为心液；右寸之肺，肺主皮毛而司腠理，故汗出也。又云：阴动则发热，分明指左尺见动，为肾水不足；右尺见动，谓相火虚炎，故发热也。因是而知，旧说言动脉只见于关上者，非也。

成无已云：阴阳相搏而虚者动，故阳虚则阳动，阴虚则阴动。以关前为阳，主汗出；关后为阴，主发热，岂不精妥？而庞安常强为之说云：关前三分为阳，关后三分为阴，当关位半阴半阳，故动随虚见。是亦泥动脉只见于关之说也。

吴鹤皋云：阴固于外，阳战于内，故有此脉。阴阳之乖戾可知矣。

促脉（阳）

［经论］ 促脉来去数，时一止复来（《脉经》），如蹶之趋，徐疾不常。

［发明］ 促之为义，于急促之中，时见一歇止，为阳盛之象也。黎氏曰：如蹶之趋，徐疾不常，深得其义。叔和曰：促脉来去数，时一止复来，亦颇明快。愚按：数止为促，缓止为结，促结之止无常数。

［辨误］《脉诀》乃云：并居寸口。已非促脉之义，且

不言时止者，尤为瞶瞶矣。

［**体象**］促脉数而时一止，此为阳极欲亡阴，三焦郁火炎炎盛，进必无生退可生。

［**相类**］见代脉。

［**主病**］促脉唯将火病医，其因有五细推之，时时喘咳皆痰积，或发狂斑与毒疽。

［**贯释**］促主阳独盛，而阴不能相和之象。或怒逆上，亦令脉促，故主气粗狂闷及瘀血发狂等症。凡气、血、食、饮、痰五者，盖先以气热脉数，而五者之中或一有留滞乎其间，则阳气壅促，是脉因而为之促，非恶脉也。虽然加则死，退则生，亦可畏也。

［**先哲格言**］李士材云：人身之气血，贯注于经脉之间者，刻刻流行，绵绵不息。凡一昼夜当五十营，不应数者名曰狂生，其应于脉之至数者，如鼓应桴，罔或有忒也。脏气乖违，则稽留凝泣，阻其运行之机，因而歇止者，其止为轻。若真元衰惫，则阳弛阴涸，失其揆度之常，因而歇止者，其止为重。然促脉之故，得于脏气乖违者十之六七，得于真元衰惫者十之二三。或因气滞，或因血凝，或因痰停，或因食壅，或外因六气，或内因七情，皆能阻遏其运行之机，故虽当往来急数之时，忽见一止耳。如止数渐稀，则为病瘥；止数渐增，则为病剧。所见诸症，不出血凝气滞。更当与他脉相参耳。

结脉（阴）

[**经论**] 结脉往来缓，时一止复来（《脉经》）。

[**发明**] 结而不散，迟滞中时见一止也。古人譬诸徐行而怠，偶羁一步，可为结脉传神。

按：运行之机缄不利，则脉应之而成结，仲景云：累累如循长竿曰阴结，蔼蔼如车盖曰阳结。叔和云：如麻子动摇，旋引旋收，聚散不常者曰结，主死。夫是三者，虽同名为结，而义实有别。浮分得之为阳结，沉分得之为阴结，止数频多，参伍不调，为不治之证。由斯测之，结之主证，未可以一端尽也。

[**辨误**] 《脉诀》云：或来或去，聚而却还。律以缓时一止之义，全无相涉，与结脉无干，宜辨之。

[**体象**] 结脉缓而时一止，独阴偏盛欲亡阳，浮为气滞沉为积，汗下分明在主张。

[**相类**] 见代脉。

[**主病**] 结脉皆因气血凝，老痰结聚苦沉吟，内生积聚外痈疽，疝瘕为殃病属阴。

[**贯释**] 结为阴独感，而阳不能相入之象，为癥结、为七情所郁，浮结为寒邪滞结，沉结为积气在内。凡气、血、食、饮、痰五者，盖先以气寒脉缓，而五者之中或一有留滞于其间，则阴气结塞，是脉因而为之结也。故仲景谓促结皆病脉也，则近于死可知矣。

［**先哲格言**］李士材云：热则流行，寒则停滞，理势然也。夫阴寒之中，且挟凝结，喻如隆冬天气，严肃流水冰坚也。少火衰弱，中气虚寒，失其乾健之运，则血气痰食互相纠缠。浮结者，外有积痛；沉结者，内有积聚。故知结而有力者，方为积聚；结而无力者，是真气衰弱，违其运化之常，唯一味温补为正治。越人云：结甚则积甚，结微则气微。是知又当以止歇之多寡而断病之重轻也。

代脉（阴）

［**经论**］代脉动而中止，不能自还，因而复动（仲景），脉至还入尺，良久方来（吴氏）。

［**发明**］代，亦歇止之脉。但促、结之止，内有所碍，虽止而不全断，中有还意；代则止而不还，良久复止，如四时之禅代，不愆其期也。李濒湖云：促结之止无常数，或二动三动，一止即来；代脉之止有常数，必依数而止，脉至良久方来。

［**体象**］动而中止不能还，复动因而作代看；病者得之犹可疗，平人若见寿相关。

［**相类**］数而时止名为促，缓止须将结脉呼，止不能回方是代，结生代死自殊途。

［**主病**］代脉脏衰危恶候，腹疼泄利下元亏，脾败吐泻寒不食，三月怀胎不必医。

[**贯释**] 代主气促胀满，喘急痰涎，及泄痢脱精之候。久病脉代者死。《脉经》曰：代散者死，主泄及便脓血。《内经》曰：代则气衰。滑伯仁曰：代主形容羸瘦，口不能言。若不因病而人羸瘦，其脉代止，是一脏无气，他脏代之，真危亡之兆也。若因病而气血骤损，以致元气不续，或风家、痛家脉见代止，只为病脉。伤寒家亦有心悸而脉代者，腹心痛亦有结涩止代不均。盖凡痛病而脉见代者，不可准也。又妊娠脉代者，其胎百日代之。生死不可不辨。

[**辨诊**] 五十不止身无病，数内有止皆知定，四十一止肾脏衰，三十一止肝气尽，二十一止脾败竭，十动一止心脉绝，四五动止肺经伤，死期更参声色证。两动一止三日死，三四动止五六日，五六一止七八朝，次第推之自无失。

[**先哲格言**] 脉一息五至，肺心脾肝肾五脏之气皆足。五十动者，合天地大衍之数也。人之脉息，昼夜循环五脏，脉一动循一脏，五动循五脏，呼吸脉遍周而复始，五十动则循环五脏十次。至而不见止脉者，五脏皆平。今不满五十动而脉见止，是一脏无气也。凡平人一呼脉两动，一动肺一动心；一吸脉两动，一动肝一动肾；呼吸之间一息脉五至者，此一动是脾脉也。心与肺在上为阳，主气呼出也，故云呼出心与肺，又云呼因阳出也。肝与肾在下为阴，主气吸人也，故云吸人肾与肝，又云吸随阴人也。脾虽不主呼吸，其位居心肺肝肾之中，唯受谷气，故脉动在四脏呼吸两界之间，故平人脉一息五至也。假如一呼一吸脉四动，初动肺，二动心，三动脾，四动肝而止，良久却复来动者，

乃从肺来也，是不至者肾也。《难经》曰：脉不满五十动而一止，肾脏先衰，谓吸不能至肾，至肝而还，故知一脏无气，肾气先绝也。《脉经》曰：不满五十动一止者，五岁死；四十动而一止者，一脏无气，四岁死；三十动而一止者，二脏无气，三岁死；二十动而一止者，三脏元气，二岁死；十动而一止者，四脏无气，岁中死。吴氏注曰：肾气绝，期应四年而死。三十动而见止者，是知肾肝二经无气，期应二年而死。二十动而止者，肾肝脾三脏无气，期应二年而死。十五动而一止者，肾肝肺心四脏皆元气，期应一年而亡也。戴同父曰：《脉经》以四脏无气岁中死，其言几脏无气以分别几岁之死期，予窃疑焉。《内经》曰：肾绝，六日死；肝绝，八日死；心绝，一日死。果此脏气绝，又安能待四岁三岁乎？王惠源曰：夫戴氏引《内经》而正《脉经》之谬。如某脏之气衰，尚未败绝而见代者，则死期之岁月从《脉经》断之。若某脏之气败绝而见代者，则死期之月日从《内经》而断之。但《内经》原说某脏绝，而《脉经》当作某脏衰弱也。又《脉经》言二十三十动一止，二脏三脏元气。亦属舛谬，岂有三脏、四脏无气能延过三四岁乎？而吴氏不辨，亦依释而蹈误也。当以五十动一止者，肾气衰；四十动一止者，肝气衰；三十动一止者，脾气衰；二十动一止者，心气衰；十动一止者，肺气衰也。然其中要分衰与败，以定岁月之死期，庶谓妥当也。大抵五十动者，脉之大要数，必候五十动，不可不及五十动而遽不候也。或问候止从何处数起？曰：得止脉后，即从至脉数起也。但今庸医唯赖口佞，指到腕臂不候五十动，便云了然，脉既不明，又安能起沉疴乎？

愚按：《脉经》云：脉五来一止，不复增减，《经》名曰代；七来一止，不复增减，亦名曰代者。止而有常，如四时更代，而不失其常也。后人以脉来，止而难回曰代；本脏气绝，他脏代之曰代。夫止而难回，即是止耳，何以言代？本脏气绝，则他脏必相因而病，代之之说亦难通。学者宜以《脉经》为定论，阴阳骤损之脉也，为气血亏坏，元气不续。孕娠三月者多有之，霍乱之候亦有之，此病脉也。他病得此脉者，必死不疑。

卷　七

督　脉

[经论] 督脉尺、寸、中央三部俱浮，直上直下。

[经脉] 张洁古曰：督者，都也，为阳脉之都纲。《内经》曰：督脉起于下极之腧，并于脊里，上至风府，入脑上巅循额，至鼻柱，极于上齿缝中龈交穴。

[主病] 为外感风寒之邪。王叔和为腰脊强痛，不得俯仰，大人癫病，小儿风痫。《内经》谓：实则脊强反折，虚则头痛。寸关尺三部皆浮，且直上直下者，为弦长之象，故主外邪。

任　脉

[经论] 任脉寸口脉紧细实长至关。又曰：寸口边丸丸。

［经脉］任者，妊也，为阴脉之海也。《内经》谓：任脉起于中极之下，循腹里，由关元上咽，至承浆下龈交，极目下承泣穴，为阴脉之都纲也。

［主病］男子内结七疝，女子带下瘕聚。王叔和为少腹绕脐下引阴中痛。又曰：苦腹中有气，如指上抢心，不得俯仰，拘急。又紧细实长者，中寒而气结也。寸口丸丸，即动脉也。状如豆粒，厥厥动摇，故主气上冲心。

冲　脉

［经论］冲脉尺、寸、中央俱牢，直上直下。（牢脉似沉似伏，实大而长微弦，乃三部之脉皆沉有力。直上直下，弦实之象也。）

［经脉］冲脉起于气街（在少腹毛中两旁各二寸），挟脐左右上行，至胸中而散，为十二经之根本。故称经脉之海，亦称血海也。

［主病］《灵枢》曰：冲脉血盛则渗灌皮肤，生毫毛，女子数脱血，不荣其口唇，故髭鬚不生。宦者去其宗筋，伤其冲脉，故鬚亦不生。越人曰：冲脉为病，逆气而里急。东垣曰：凡逆气上冲，或兼里急，或作躁热，皆冲脉逆也，宜补中益气汤加知柏。王叔和曰：冲脉用事，则十二经不复朝于寸口，其人若恍惚狂痴。冲脉与督脉无异，但督脉浮而冲脉沉耳。

阳跻脉

［经论］阳跻脉寸部左右弹（弹者，紧脉之象）。

［经脉］阳跻脉起于跟中，上外踝，循胁，上肩，夹口吻，至目，极于耳后风池穴。

［主病］越人曰：阳跻为病，阴缓而阳急。王叔和注曰：当从外踝以上急，内踝以上缓。又曰：寸口脉前部左右弹者，阳跻也。苦腰背痛、癫痫、僵仆、恶风、偏枯、㾜痹、体强。左右弹，即紧脉之象。

阴跻脉

［经论］阴跻脉尺部左右弹。

［经脉］阴跻脉起于足跟，上内踝，循阴，上胸，至咽，极于目锐眦睛明穴。

［主病］越人曰：阴跻为病阳缓而阴急。叔和注曰：当从内踝以上急，外踝以上缓。又曰：寸口脉后部左右弹者，阴跻也。苦癫痫、寒热、皮肤淫痹、少腹痛、里急、腰及髋窌下连阴痛，男子阴疝，女子漏下。张洁古云：跷者，捷疾也。二跷之脉起于足，使人跷捷也。阳跻在肌肉之上，阳脉所行通贯六腑，主持诸表；阴跻在肌肉之下，阴脉所行通贯五脏，主持诸里。

带　脉

［经论］带脉关脉左右弹。

［经脉］带脉起于季胁，周围一周，如束带然。

［主病］越人曰：带之为病腹满，腰溶溶如坐水中。《明堂》曰：女人少腹痛、里急、瘛疭、月事不调、赤白带下。杨氏曰：带脉总束诸脉，使不妄行，如人束带而前垂。此脉若固，即无带下漏经之症矣。

阴维脉

［经论］阴维脉尺外斜上至寸（斜上者，不由正位而上，斜向大指，名曰尺外斜，小指名曰尺内）。叔和曰：寸口脉从少阳斜至厥阴，是阴维脉也。

［经脉］阴维起于诸阴之交，发于内踝上五寸，循股入少腹，循胁上胸，至顶前而终。

［主病］叔和曰：动苦癫痫、僵仆、羊鸣，又苦僵仆、失音、肌肉痹痒，应时自发，汗出、恶风，身洗洗然也。取阳白、金门、仆参。又曰：阴维脉沉大而实者，主胸中痛，胁下支满，心痛。脉如贯珠者，男子两胁下实，腰中痛；女子阴中痛，如有疮状。

阳维脉

[经论] 阳维脉尺内斜上至寸。叔和云：寸口脉从少阴斜至太阳，是阳维脉也。

或言从右手手少阳三焦斜至寸上手厥阴心包之位为阴维，从左手足少阴肾斜至寸上手太阳小肠之位为阳维也。

[经脉] 阳维脉起于诸阳之会，发于足外踝下一寸五分，循膝上髀厌，抵少腹，循头入耳，至本神而止。

[主病] 叔和曰：动苦肌肉痹痒，皮肤痛，下部不仁，汗出而寒。又苦癫仆、羊鸣，手足相引，甚者失音不能言，宜取客主人。洁古云：卫为阳，主表。阳维受邪为病在表，故苦寒热。营为阴，主里。阴维受邪为病在里，故苦心痛。阴阳相维，则营卫和谐；营卫不谐，则怅然失志，不能自收持矣。

人身有经脉、络脉。直行曰经，旁支曰络。经凡十二，手之三阴三阳，足之三阴三阳是也；络凡十五，乃十二经各有一别络，而脾又有一大络，并任、督二络为十五也。共二十七气相随上下，如泉之流，不得休息。阴脉营于五脏，阳脉营于六腑，阴阳相贯，如环无端，其流溢之气入于奇经，转相灌溉。奇经凡八脉，不拘制于十二正经，无表里配合，故谓之奇经。正经犹沟渠，奇经犹河泽。正经之脉隆盛，则溢于奇经，故秦越人比之天雨沟渠溢满雾霈河泽，此《灵》《素》未发之旨也。

阳维起于诸阳之会，由外踝而上行于卫分；阴维起于诸阴之交，由内踝而上行于营分，为一身之纲维也。（营卫俱阴阳相维也，则知阳脉之维于头目、手足、颈项、肩背，诸阳无一不到。其脉不荣，则不能维在头目，无维则眩，在颈项肩背无维则僵，在手足无维则仆矣。则知阴脉之维于胸腹，诸阴无一不到。其脉不荣则不能维，在胸腹胁失所维则动筑而刺痛矣。是以阳维络一身之阳，阴维络一身之阴也。）

阳跻起于跟中，循外踝上行于身之左右。阴跻起于跟中，循内踝上行于身之左右。所以使机关之跷捷也。

督脉起于会阴，循背而行于身之后，为阳脉之总督，故曰：阳脉之海。

任脉起于会阴，循腹而行身之前，为阴脉之承任，故曰：阴脉之海。

冲脉起于会阴，夹脐而行，直冲于上，为诸脉之冲要，故曰：十二经脉之海。

带脉则横围于腰，状如束带，所以总约诸脉者也。

是故阳维主一身之表，阴维主一身之里，以乾坤言也。阳跻主一身左右之阳，阴跻主一身左右之阴，以东西言也。督脉主身后之阳，任脉主身前之阴，以南北言也。带脉横束诸脉，以六合言也。是故医而知乎八脉，则十二经、十五络之大旨无不得也。

反关脉

脉有反关，动在臂后，别由列缺，不干证候。

按：反关脉者，脉不行于寸口，由列缺络入臂后手阳明大肠之经也。以其不顺行于关上，故曰反关。有一手反关者，有两手反关者。此得于有生之初，非病脉也，令病人复手诊之，方可见也。

卷　八

妇人脉

妇人尺脉常盛，而右手脉大，皆其常也。肾脉微涩与浮，或肝脉沉急，或尺脉滑而断绝不匀，皆经闭不调之候。

妊娠脉

《阴阳别论》篇曰：阴搏阳别，谓之有子。

王启玄注曰：阴，谓尺中也。搏，谓搏触于手也。尺脉搏击与寸脉殊别，阳气挺然，则为有妊之兆。

陈自明曰：搏者，近也，谓阴脉逼近于下，阳脉别出于上，阳中见阳，乃阳施阴化，法当有子。

吴鹤皋曰：搏，伏而鼓也。阴搏者，尺中之阴搏也。是阴中有别阳，故谓有子。

戴同父曰：谓寸微尺数也。

《脉指南》曰：动脉入产门者，有胎也。谓脉出尺外，名曰产门。又云：尺中脉数而旺者，胎脉为血盛也。

王惠源曰：细绎《内经》并诸家之论，谓阴搏阳别，则尺脉搏击于手者，乃数滑有力，而寸脉来微有别异于尺，则是寸脉来微殊别与尺脉之滑数，是有子之象也。而陈自明之论阳中见阳，则是寸数，与《内经》之言有异矣。但孕子之脉，原有寸、关、尺俱数之脉，而此节之《经》文乃寸微尺数之冒也。

《平人气象篇》曰：少阴脉动甚者，妊子也。

全元起注作足少阴。

王启玄注作手少阴动脉者，大如豆，厥厥动摇也。脉阴阳相搏，名曰动也。

王叔和《脉经》曰：心主血脉，肾名胞门、子户，尺中肾脉也。尺中之脉，按之不绝，法妊娠也。

王惠源曰：全元起、王冰二家之注，各执一见，而叔和合而同论。细绎其义，但手少阴，心也，心主血脉；足少阴，肾也，肾主藏精，精血调和，交会孕子之征也。言心肾二部之脉动甚，或一部之脉动甚者，皆妇人怀娠之象也。

《腹中篇》曰：何以知怀子之且生也？岐伯曰：身有病而无邪脉也。

按：身有病者，谓经闭也。夫脉来而断绝者，经闭月水不利也。今病经闭，而脉来如常有神不断绝者，是妊娠也。

《脉诀》云：妇人妊娠脉来弦紧牢强滑者安，沉细而微归泉路。

《脉经》曰：三部脉浮沉正等，按之无绝者，有娠也。妊娠初时寸微小，呼吸五至，三月而尺数也。脉滑疾，重以手按之散者，胎已三月也。脉重手按之不散，但疾不滑者，五月也。

《脉诀刊误》云：滑疾按微胎三月，但疾不散五月母。

王惠源曰：脉浮沉正等者，即仲景所谓寸关尺三处之脉大小浮沉迟数同等也。仲景以同等谓阴阳平和之脉，病虽剧当愈，此大概论病人之脉也。叔和谓妇人之脉三部浮沉正等，又按之无绝者，谓阴阳和洽，有娠之兆也。

按：怀胎五月是以数足胎成就而结聚，必母体壮热，当见脉息躁乱，非病苦之症，乃五月胎已成受火精，故身热脉乱，原无他病也。《脉指南》曰：关上一动一止者一月，二动二止者二月，余仿此。

愚按：妇人三部浮沉正等，无他病而不月者，孕也。尺大而旺亦然。若体弱之妇，尺内按之不绝，便是有子。月断病多，六脉不病，亦为有子，所以然者，体弱而脉难显也。

《脉经》曰：三部浮沉正等，按之无绝者，妊娠也。何常拘于洪滑耶？若经断有躯，其脉弦者，后必大下，不成胎也；若得革脉，半产漏下；若尺脉微弱而涩，少腹冷，恶寒，年少得之为无子，年大得之为绝产；若得脉平而虚者，乳子也。

赵人山曰：妊妇之脉，尺脉洪大而滑有力者，其胎安，其产易。若脉沉细而微无力者，其胎必堕，盖元气虚，脾土弱故也。或沉而涩，或沉而短，或微而弱，此皆阴血少，不能成胎之脉也。

妊娠分男女脉

王叔和曰：妊娠四月，欲知男女法，左疾为男，右疾为女，俱疾为生二子。（王子亨云：妊娠其脉三部俱滑大而疾，在左则男，在右则女。）又曰：得太阴脉为男，太阳脉为女，太阴脉沉。太阳脉浮。又曰：左手沉实为男，右手浮大为女；左右手俱沉实为生二男，左右手俱浮大为生二女。

戴同父曰：《脉经》虽曰太阴脉沉为男，太阳脉浮为女，亦不明言以何部为太阳太阴，不若后条浮大为女，沉实为男之明白也。

《脉经》曰：尺脉左偏大为男，右偏大为女，左右俱大产二子，大者如实状。又曰：左右尺俱浮为产二男，不尔则女作男生；左右尺俱沉为产二女，不尔则男作女生也。

戴同父曰：前云右浮大为女，左沉实为男，是独以左右脉各异立言。今左右俱浮为二男，俱沉为二女，是并左右两尺脉一同，以其于诸阳男，诸阴女，未尝有差也。左沉实、左疾、左偏大与俱浮，或以脉或以位，皆阳也。右浮大、右疾、右偏大与俱沉，或以脉或以位，皆阴也。

按：分男女之法，其不易之理则在阴阳二字。以左右分阴阳，则左为阳，右为阴；以脉体分阴阳，则鼓搏沉实为阳，浮虚沉涩为阴。诸阳实者为男，诸阴虚者为女，乃为一定之论，更当察孕妇之强弱老少，及平日之偏左偏右尺寸之素弱，斯足以尽其法耳。

《脉经》曰：遣娠妇面南行，呼之左回首者是男，右回首者是女也。又曰：看上圊时，夫从后急呼之，左回首是男，右回首者是女也。

楼全善云：按丹溪言男胎在左则左重，故回首时慎护重处而就左也。女胎在右则右重，故回首时慎护重处而就右也。推之于脉，其义亦然。胎在左则血气护胎而盛于左，故脉亦从之，而左疾为男，左大为男也。胎在右则血气护胎而盛于右，故脉亦从之，而右疾为女，右大为女也。亦犹《经》云阴搏阳别，谓之有子。言受胎处在脐腹之下，则血气护胎而盛于下，故阴之尺脉鼓搏有力，而与阳之寸脉殊别也。又如痈疽发上，则血气从上而寸脉盛；发下则血气从下，而尺脉盛；发左则血气从左，而左脉盛；发右则血气从右，而右脉盛也。丹溪以左大顺男，右大顺女，以医人之左右手言，盖智者之一失也。

李士材云：女腹如箕，男腹如釜。盖男女之孕于胞中，女则面母腹，男则面母背，虽各肖父母之形，亦阴阳相抱之理。女面腹，则足膝抵腹，下大上小，故如箕；男面背，则背脊抵腹，其形正圆，故如釜。

临产脉

《脉经》曰：妇人怀娠离经，其脉浮，设腹痛引腰脊，为今欲生也。但离经者，不病也。又曰：欲产之脉，散而离经，夜半觉痛，日中生也。

离经者，离乎经常之脉也。其脉与十月怀娠平常见者忽异，盖胎动于中，脉乱于外，势之所必至也。《圣惠方》云：夜半子时觉痛，来日午时必定生产，谓子午相冲，正半日时数也。通真子曰：夜半痛，日午生。此言恐未为的。又曰：腹痛而腰不痛，未产也。若腹痛连腰痛甚者，即产。所以然者，肾系于腰，胞系于肾故也。诊其尺脉转急如切绳转珠者，即产也。盖生产有难易，痛来有紧慢，安可定以半日？当以活法。王叔和云：脉匀细易产；浮大缓，气散难产。《脉诀》云：身重体热寒又痛，舌下之脉黑复青，反舌上冷子当死，腹中须遣母归冥。面赤舌青细寻看，母活子死定应难，唇口俱青沫又出，母子俱死总高拚。面青舌赤沫出频，母死子活定知真，不信若能看应验，寻之贤哲不虚陈。愚谓临产脉不可定，当以察色而知其母子生死也。

产后脉

《脉经》曰：新产脉沉小缓滑者生，实大弦急者死。

按：新产气血两虚，其脉宜沉、小、缓、滑。沉则有根，不因虚脱而轻浮；小则和平，不因正衰而洪大；缓则舒徐，不因气夺而急促；滑则流利，不因血去而涩枯，乃脾胃气和均为吉兆。若脉实、大、坚、弦、急，实为邪实，大为邪进，坚为瘀凝不解，弦为阴敛而宣布不能，急为气夺而无胃气以和，乃肝木胜脾土，木旺土衰，胃气损绝而死也。

《脉经》曰：诊妇人生产之后，寸口脉洪疾不调者死，沉细附骨不绝者生。

吴鹤皋曰：新产伤阴，出血不止，尺脉不能上关者，必死。

丹溪曰：产脉细小，产后脉洪大者，多死。又曰：产前脉当洪数，既产而洪数如故者，主死。

愚谓此亦大概言之。今见产后岂无脉洪数而生者？盖洪数中得胃气者亦生，坚强者死。宜审之。

卷　九

望　诊

（望、闻、问、切，古所谓四诊也。知切矣，而略于三者，犹欲入户而阖门，其可得哉？兹采经文集名论类成一帙，而四诊之法始全。学者尤当熟玩而深味焉。）

望形察色乃医士之神妙，其要皆征于面。夫面为五官所聚，而脏腑之精华皆发见于面也。色者，精神之标也，故神旺则色旺，神衰则色衰，神露则色露，神静则色静。是以富贵贫贱、寿夭晦滞莫不显于面而病成于内也。故面目为望色之部位也。

《脉要精微论》曰：夫精明五色者，气之华也。赤欲如白裹朱，不欲如赭；白欲如鹅羽，不欲如盐；青欲如苍璧之泽，不欲如兰；黄欲如罗裹雄黄，不欲如黄土；黑欲如重漆色，不欲如地苍。按五色之见，皆贵光泽而恶晦滞也。

《五脏生成论》曰：青如草兹者死，黄如枳实者死，黑如炲者死，赤如衃血者死，白如枯骨者死。此五色之见死也。

又曰：青如翠羽者生，赤如鸡冠者生，黄如蟹腹者生，白如豕膏者生，黑如乌羽者生。此五色之见生也。

又曰：生于心如以缟裹朱，生于肺如以缟裹红，生于肝如以缟裹绀，生于脾如以缟裹栝楼实，生于肾如以缟裹紫。此五脏所生之外荣也。

《难经》曰：《经》言见其色而不得其脉，反得相胜之脉者即死，得相生之脉者即自已。色之与脉，当参相应，为之奈何？然五脏有五色皆见于面，亦当与脉相应。假令色青，其脉当弦而急；色赤，其脉浮大而散；色黄，其脉中缓而大；色白，其脉浮涩而短；色黑，其脉沉濡而滑。此所谓五色之与脉当参相应也。

五脏各有声色臭味，亦当与脉相应，其不应者病也。（肝脉弦，其色青，其声呼，其臭臊，其味酸；心脉洪，其色赤，其声笑，其臭焦，其味苦；脾脉缓，其色黄，其声歌，其臭香，其味甘；肺脉涩，其色白，其声哭，其臭腥，其味辛；肾脉滑，其色黑，其声啼，其臭腐，其味咸。此谓相应也。假令肝病色白、多哭、好辛、喜腥，此谓不相应也。声色臭味皆肺之症，金克木为贼邪，故病。）假令色青，其脉浮涩而短，若大而缓为相胜；浮大而散，若小而滑为相生也。（色青是肝木，其脉浮涩而短是肺脉。金克木也，是为贼邪；若大而缓是脾脉，木克土也，是为微邪，此二者皆谓之相胜也。浮大而散是心脉，木生火也；若小而滑是肾脉，水生木也，二者皆谓之相生也。余色仿此而推。）按色与脉犹须分别生克，色脉相克者凶，色脉相生者吉。然犹有要焉，色克脉者，其死速；脉克色者，其死迟。色生脉者，其愈速；脉生色者，其愈迟。故曰能合色脉，可以万全。

若夫久病之色，必有受病之应。肺热病者，色白而毛败应之；心热病者，色赤而络脉溢应之；肝热病者，色苍而爪枯应之；脾热病者，色黄而肉蠕动应之；肾热病者，色黑而齿槁应之。

按：肺病者，喘息鼻张；肝病者，眦青；脾病者，唇黄；心病者，舌卷短、颧赤；肾病者，颧与颜黑。

五脏之热见于面者，各有部分。肝热病者，左颊先赤；肺热病者，右颊先赤；心热病者，额先赤；脾热病者，鼻先赤，肾热病者，颐先赤。

又曰：心病者，颧赤；肾病者，颧与颜黑。

《卫气失常篇》曰：色起两眉薄泽者，病在皮；唇色青、黄、赤、白、黑者，病在肌肉；营气濡然者，病在血气；目色青、黄、赤、白、黑者，病在筋；耳焦枯受尘垢，病在骨。

色脉之阴阳，阳舒而阴惨也。色青而明，病在阳分；色浊而暗，病在阴分。

《脉要精微论》曰：声合五音，色合五行，声色相同，然后可以知五脏之病也。

《五色篇》曰：审察泽夭，谓之良工。沉浊为内，浮泽为外。黄赤为风，青黑为痛，白为寒，黄而膏泽为脓；赤甚者为血，痛甚为挛，寒甚为皮不仁。五色各见其部，察其浮沉以知浅深，察其泽夭以观成败，察其散抟以知远近，视色上下以知病处。

更有平人久见病色，其人原不病者，医者心炫而窃疑之。殊不知此乃络脉之色，不足畏也。盖阴络之色随其经而不变，色之变动无常者皆阳络之色也。寒多则凝泣，凝泣则青黑；热多则淖泽，淖泽则黄赤，《内经》谓此皆无病也。何炫疑之有？

又有失睡之人，神有饥色；丧亡之子，神有呆色，气索则神失所养耳。

《方盛衰论》曰：形弱气虚死；形气有余，脉气不足死；脉气有余，形气不足生。

《玉机真脏论》曰：形气相得，谓之可治；色泽以浮，谓之易已。

青色见于太阴、太阳，及鱼尾、正面、口角，如大青兰叶怪恶之状者，肝气绝，主死。若如翠羽、柏皮者，只是肝邪，有惊病、风病、目病之属。

红色见于口唇，及三阴三阳上下，如马肝之色、死血之状者，心气绝，主死。若如橘红、马尾色者，只是心病，有怔忡、惊悸、夜卧不宁。

白色见于鼻准，及正面，如枯骨及擦残汗粉者，为肺绝，主死。若如腻粉、梅花、白绵者，只是肺邪，咳嗽之病候。

黄色见于鼻，干燥若土偶之形，为脾气绝、主死。若如桂花杂以黑晕，只是脾病，饮食不快，四肢倦怠。

黑色见于耳或轮廓内外，命如悬壁，若污水、烟煤之状，为肾气绝，主死。若如蜘蛛网眼、乌羽之泽者，只是肾虚火旺之病。

面 部

面上白点，腹中虫积。如蟹爪路，一黄一白，食积何疑？两颧时赤，虚火上炎。无血色，又无寒热，脉见沉弦，将必衄血。病人黄色，时现光泽，为有胃气，自必不死。干黄少润，凶灾立应。赤现两颧，大如拇指，病虽小愈，必将卒死。黑色出庭，拇指相似，不病卒亡。冬月面惨，伤寒已至；紫浊时病；色白而肥，气虚多痰；黑而且瘦，阴虚火旺。

目 部

目赤色者，其病在心；白，病在肺；青，病在肝；黄，病在脾；黑，病在肾。黄而难名，病在胸中。白睛黄淡，脾伤泄痢。黄而且浊，或似烟熏，湿盛黄疸；黄如橘明，则为热多。黄兼青紫，脉来必芤，血瘀胸中。眼黑频赤，乃系热痰；眼胞上下，有如烟煤，亦为痰病；眼黑步艰，呻吟不已，痰已入骨，遍体酸痛；眼黑面黄，四肢痿痹，聚沫风痰，随在皆有。目黄大烦脉大，病进；目黄心烦脉和，病愈。目睛晕黄，衄则未止。目睛黄者，酒疸已成。

黄白及面，眼胞上下皆觉肿者，指为谷疸，心下必胀。明堂眼下，青色多欲，精神劳伤，不尔未睡。面黄目青，必为伤酒；面无精光，齿黑者危。瘰疬赤脉贯瞳者凶，一脉一岁，死期已终。目间青脉，胆滞掣痛。瞳子高大，太阳不足。

病人面目俱等无疴，面黄目青、面黄目赤、面黄目白、面黄目黑，此有胃气，理皆不死。面赤目白、面青目黑、面黑目白、面赤目青，此无胃气，皆死。何辞眼下青色，伤寒挟阴？目正圆者，太阳经绝，痉病不治。色青为痛，色黑为劳，色赤为风，色黄溺难，鲜明留饮。（鲜明者，俗言水汪汪也，俱指白珠。）目睛皆钝，不能了了，鼻呼不出，吸而不入，气促而冷，则为阴病；目睛了了，呼吸出入能往能来，息长而热，则为阳病。

鼻　部

鼻头微黑，为有水气。色见黄者，胸上有寒，色白亡血。微赤非时见之者，死。

察色精微莫先于目下之精明，鼻间之明堂。《经》谓：精明五色者，气之华也。是五脏之精华上见为五色，变化于精明之间。某色为善，某色为恶，可先知也。仲景更出精微，尤要在中央鼻准，毋亦以鼻准在天为镇星，在地为中岳，木金水火四脏气，必归并于中土耶？其谓鼻头色青，腹中苦冷者死。此一语独刊千古，后人每恨《杂病论》亡，莫由仰溯渊源，不知此语正其大旨。盖厥阴肝木之青色挟肾水之寒威，上征于鼻，下征于腹，是为暴病，顷之亡阳而卒死耳。其谓鼻头色微黑者有水气又互上句之意。见黑虽为肾阴之色，微黑且无腹病，但主水气而非暴病也。谓色黄者，胸中有寒。寒字《伤寒论》中多指为痰，言胸中有积痰也。谓色白者亡血，白者肺之色，肺主上焦，以行营卫，营不充，则鼻色白，故知亡血也。谓设微赤非时者死，火之色归于土，何遽主死？然非其时而有其气，则火非生土之火，乃克金之火，又主脏燥而死矣。

鼻头色黄，小便必难，（鼻头黄色，又主胸中有寒，寒则水谷不运，故小便难。）余处无恙。鼻尖青黄，其人必淋。鼻青腹痛苦冷者死。鼻孔忽仰，可决短期。鼻色枯槁，死亡将及。鼻冷连颐，十无一生。（鼻者，属土，而为肺气之所出入。肺胃之神机已绝，故枯槁而冷，焉顾其能活乎？）

血 脉

诊血脉者，多赤多热，多青多痛，多黑久痹，赤黑青色，皆见寒热。（血脉，即络脉，肌皮嫩薄者，视之可见。）臂多青脉，则曰脱血。（络中血脱，故不红而多青。）

毛 发

发枯生穗，血少火盛。毛发堕落，卫疏有风，若还眉堕，风证难愈。头毛上逆，久病必凶。（血枯不荣，如枯草不柔顺而劲直，小儿疳病多此，亦丰有虫。）

形 体

大体为形，形气充者。形胜气者，必主夭亡；（肥白而气不充。）气胜形者，寿考之征。（修长黑色有神。）气实形实，气虚形虚。形盛脉细，气难布息，已濒于危。形瘦脉大，胸中多气，可断其死。肥人中风，形厚气虚，痰壅气塞，火冲暴厥。瘦人阴虚，血液衰少，相火易亢，故多劳嗽。病人形脱气盛者死。（正虚则形脱，邪实则气盛。）形体充大，皮肤宽缓，定遵耄耋；形体充大，皮肤紧急，当为夭折。形盛气虚，气盛形虚，形涩脉滑，形大脉小，形小脉大，形长脉短，形短脉长，形滑脉涩，肥人脉细，羸人脉躁，俱为凶候。（言反常也。）血实气虚，则体易肥；气实血虚，则体易瘦。肥者能寒，瘦者能热。美髯及胸，阳明有余；髯少而短，阳明不足。坐垂一脚，因有腰痛。行迟者痹，或表素强，或腰脚痛，或有麻木，渐成风疾。里实护腹。如怀卵物，心痛之证。持脉而欠，知其无病。（《经》云：阳引而上，阴引而下则欠。阴阳相引，故云无病，病亦即愈。）息摇肩者，心中坚急。息引胸中上气者，咳；息而张口，必乃短气，肺痿吐沫。掌寒腹寒，掌热阴虚。诊时病人叉手扪心，闭目不言，心虚怔忡。仓廪不藏，门户不要；水泉不止，膀胱不藏。头倾视深，精神将夺。背曲肩随，腑将坏矣。腰难转摇，肾将惫矣。膝为筋腑，屈伸不能，行则偻附，筋将惫矣。骨为髓腑，不能久立，行则振掉，骨将惫矣。眼胞、十指肿，必久咳。

死　证

尸臭，舌卷囊缩，肝绝；口闭，脾绝；肌肉不滑，唇反，胃绝；发直齿枯，遗尿，肾绝。毛焦面黑，直视目瞑，阴气已绝；眶陷系倾，汗出如珠，阳气已绝。病后喘泻，脾脉将绝；目若正圆，手撒戴眼，太阳已绝。声如鼾睡、吐沫面赤、面黑唇青、人中肿满、唇反出外、发眉冲起、爪甲肉黑、手掌无纹、脐凸跗肿、面青欲眠、目视不见、汗出如油，肝绝之期在于八日。眉倾胆死。手足甲青，或渐脱落，呼骂不休，筋绝之期亦如于肝。肩息直视，心绝之死。发直如麻，不得屈伸，自汗不止，小肠绝也，六日而死。口冷足肿，腹热胪胀，泄利无时，乃为脾绝，五日而死。脊痛身重，不可反复，乃为胃绝，五日而死。耳干背肿，溺血屎赤，乃为肉绝，九日而死。口张气出，不能复返，乃为肺绝，三日而死。泄利无度，为大肠绝。齿枯面黑，目黄腰折，自汗不休，乃为肾绝，四日而死。齿黄枯落，乃为骨绝。

五脏绝证

五脏已夺，神明不守，故作声嘶。循衣摸床，谵语不休，阳明已绝。妄语错乱，不语失音，则为热病，犹或可生。脉浮而洪，身汗如油，喘而不休，乃为肺绝。（汗腻不流，脉洪而喘不休，真气外散。）阳反独留，形如烟熏，直视摇头，乃为心绝。（心为火脏，故阳热独存。烟熏，火极焦灼之象。）唇吻反青，漐漐汗出，乃为肝绝。（唇吻属脾，而青色属木，木乘土故曰反。）环口黧黑，柔汗发黄，乃为脾绝（水色凌土，冷汗身黄，脾真散越）。溲便遗失，狂言直视，乃为肾绝（溲便二阴，肾脏所司，遗失则门户不闭，水精败绝，目背瞳仁）。阴气先绝，阳气后竭，临死之时；身面必赤，腋温心热（阴先脱，阳绝于后，故赤色见。余阳未即尽，故腋温心热）。水浆不下，形体不仁，乍静乍乱，乃为胃绝（胃纳水谷合肌肉）。六腑气绝，足冷脚缩；五脏气绝，便利不禁，手足不仁。

手太阴绝，则皮毛焦。太阴者，肺也，行气温于皮毛者也。故气不荣则皮毛焦而津液去，津液去则皮节伤，皮节伤则皮枯毛折。毛折者则毛先死。丙日笃，丁日死。

手少阴气绝则脉不通，脉不通则血不流，血不流则色泽去。故面色黑如黧，此血先死。壬日笃，癸日死。

足太阴绝，口唇不荣。口唇者，肌肉之本也，脉不荣则肌肉不滑泽，肌肉不滑泽则肉满，肉满则唇反，唇反则肉先死。甲日笃，乙日死。

足少阴绝，则骨髓枯。少阴者，冬脉也，伏行而濡于骨髓。骨髓不濡则肉不着骨，骨肉不相亲则肉软而却，肉软而却故齿长而垢，发无润泽，无润泽者则骨先死。戊日笃，己日死。

足厥阴绝，筋缩引卵，渐及于舌。厥阴者，肝也。肝者，筋之合也。筋者，聚于阴器而络于舌本。故脉不荣则筋缩急，筋缩急则引卵与舌。故舌卷囊缩，此筋先死。庚日笃，辛日死。

三阴俱绝，眩转矇目。矇者为失志，失志则志先死，死则目矇也。

六阳俱绝，阴阳相离，腠理泄，绝汗出如珠，旦占夕死，夕占旦死。

诊病新久

征其脉小色不夺者，乃为新病；其脉不夺，其色夺者，乃为久病。脉色俱夺，乃为久病；俱不夺者，乃为新病。

诈 病

向壁而卧，闻医惊起而目盼视，二言三止，脉之咽唾，此为诈病。（若脉和平，当言此病须针灸数处，服吐下药，然后可愈。欲以吓其诈，使彼畏惧，不敢言病耳。）

闻 诊

肝呼应角，心言应徵，脾歌应宫，肺哭应商，肾呻应羽。五脏五声以合五音。

（《素问·阴阳应象大论》曰：视喘息，听音声，而知所苦。盖病苦于中，声发于外有不可诬者也。故《难经·六十一难》曰：闻其五音，以别其病。此之谓也。）

大笑不止，乃为心病；喘气太息，乃为肺病；怒而骂詈，乃为肝病；气不足息，乃为脾病；欲言不言，语轻多畏，乃为肾病。前轻后重，壮厉有力，乃为外感；倦不欲言，声怯而低，内伤不足。攒眉呻吟，必苦头痛；叫喊呻吟，以手扪心，为中脘痛；呻吟身重，转即作楚，乃为腰痛；呻吟摇头，攒眉扪腮，乃为齿痛；呻吟不起，为腰脚痛。诊时吁气，为属郁结（凡人吁则气郁，得以少申也）。摇头而言，乃为里痛。喉中有声，谓之肺鸣，火来乘金，不得其平。形羸声哑，咽中有疮，肺被火囚（肺主声故耳）。声音暴哑，风痰伏火；曾系喊伤，不可断病；声嘶色败，久病不治。气促喉声，痰火哮喘；中年声浊，痰火之殃。独言独语，言谈无绪，思神他寄，思虑伤神。伤寒坏病，哑为狐惑。上唇有疮，虫食其脏；下唇有疮，虫食其肛。

风滞于气，机关不利，出言謇涩，乃为风病。气短不续，言止复言，乃为夺气。衣被不敛，骂詈亲疏，神明之乱，风狂之类；若在热病，又不必论。欲言复寂，忽又惊呼，病深入骨。

（语声寂寂然者，不欲言而欲默也。则病本缄默，而何以忽又惊呼？知其专系厥阴所主。何也？静默统属之阴，而厥阴在志为惊，在声为呼，况骨节中属大筋，筋为肝合，非深入骨节之病不如此也。）

声音低渺，听不明彻，必心膈间有所阻碍。

（空能传声，气无阻碍，碍则声出不扬，必其胸中大气不转，出入升降之机艰而且迟，可知病在胸膈间矣。细心静听，其情乃得。）

啾然细长，头中之病。

（啾啾然细而长者，谓其声自下焦阴分而上，缘足太阳主气，与足少阴为表里，所以肾邪不剂颈而还，得从太阳部分达于巅顶，肾之本病为呻吟，肾气从太阳经脉直攻于上，则肾之呻并从太阳变动，而啾唧细长为头中病也。大都湿气混其清阳之气所致耳。仲景只此三段而上、中、下三焦受病之处妙义可御。盖声者，气之从喉舌而宣于口者也。新病之人声不变，小病之人声不变，唯久病、苛病其声乃变。古人闻隔垣之呻吟而知其病，岂无法乎?）

息

桑榆子曰：精化为气，气化而神集焉。故曰神能御气，则鼻不失息。谭紫霄曰：神，犹母也。气，犹子也。以神召气，如以母召子。凡呼吸有声者，风也，非息也，守风则散。虽无声而鼻中涩滞者，喘也，非息也，守喘则结。不声不滞而往来有迹者，气也，非息也，守气则劳。所谓息者，不出不入之义，绵绵密密，若存若亡，心不着境，无我无人，更有何息可调？至此则神自返，息自定：心息相依，水火相媾，息息归根。金丹之母丘长春云：息有一毫之未定，命非己有。以此言之，息之所关于人大矣哉！故较之于声尤所当辨也。

气来短促，不足以息，呼吸难应，乃为虚甚。素无寒热，短气难续，知其为实。

（无寒热则阴阳和平，而亦短气不能布息，此中焦有碍，或痰火为害。）

吸而微数，病在中焦。

（中实吸不得入，还出复入。故脉来微数，亦系实证，非痰即食，可以攻下。）

实则可生，虚者不治。

（实则可下。中虚吸不尽入，而微数者，肝肾欲绝，焉能救乎？）

上焦吸促，下焦吸远，上下睽违，何以施疗？

（病在上焦，气宜通下；病在下焦，气宜达上，上下交通，病斯愈矣。今上焦者吸促而不能通下，下焦者吸远而不能达上，上下不交通，病岂易治乎？至于呼吸动摇振振，而气不载形者，必死之证矣。）

天积气耳，地积形耳，人气以成形耳，唯气以成形。气聚则形存，气散则形亡。气之关于形也，岂不钜哉？然而身形之中有营气、有卫气、有宗气、有脏腑之气、有经络之气，各为区分。其所以统摄营卫、脏腑、经络而令充周无间，环流不息，通体皆灵者，全赖胸中大气主持，五脏之腑、大经小络，昼夜循环不息。必赖胸中大气斡旋其间。大气一衰，则出入废，升降息，神机化灭，气立孤危矣。

若夫息出于鼻，其气布于膻中。膻中宗气主上焦息道，恒与肺胃关通，或清而徐，或短而促，足以占宗气之盛衰。所以《素问·平人气象论》篇曰：乳之下，其动应衣，宗气泄也。人顾可奔迫无度，令宗气盛喘数急，有余反成不足耶？此指呼出为息之一喘也。其谓起居如故，而息有音，此肺之络脉逆也。不得卧而息有音者，是阳明之逆也。盖见布息之气关通肺胃，又指呼出为息之一端也。呼出心肺主之，吸入肾肝主之，呼吸之中，脾胃主之。故唯脾胃所主中焦为呼吸之总持。设气积贲门不散，两阻其出入，则危急存亡非常之候。善养生者，使贲门之气传入幽门，幽门之气传二阴之窍而出，乃不为害。其上焦、下焦各分呼出吸入，未可以息之一字统言其病矣。此义唯仲景知之，谓息摇肩者，心中坚，息引胸中上气者咳，息张口短气者肺痿唾沫。分其息专主乎呼，而不与吸并言，似乎创说，不知仲景以述为作，无不本之《内经》，即前所拟呼入为息二端，不足尽之？盖心火乘肺，呼气奔促，势有必至，呼出为心肺之阳，自不得以肝肾之阴混之耳。息摇肩者，肩随息动，唯火故动也。息引胸中上气咳者，肺金收降之令不行，上逆而咳，唯火故咳也。张口短气，肺痿唾沫，又金受火刑不治之证，均以出气之粗名为息耳。然则曷不径以呼名之耶？曰：呼中有吸，吸中有呼，剖而中分，神圣所不出也。但以息之出者主呼之病，而息之入者主吸之病，不待言矣。《素问·通评虚实论》谓乳子中风热，喘鸣肩息。以及息有音者，不一而足，唯其不与吸并言，而吸之病转易辨识。然尚恐后人未悉，复补其义云：吸而微数，其病在中焦，实也，当下之即愈，虚者不治。在上焦者，其吸促，在下焦者，其吸迟，此皆难治。呼吸动摇振振者不治。见吸微且数，吸气之往返于中焦者速，此必实者，下之，通其中焦之壅而即愈。若虚则肝肾之本不固，其气轻浮，脱之于阳，不可治矣。前所指贲门、幽门不下通，为危急存亡非常之候者此也。在上焦者其吸促，以心肺之道近，其真阴之虚者，则从阳火而升，不入于下，故吸促。是上焦未尝不可候其吸也。下焦者其吸迟，肝肾之道远，其元阳之衰者，则困于阴邪，所伏卒难升上，故吸迟。此真阴元阳受病，故皆难治。若呼吸往来振振动摇，则营卫往返之气已索，所存呼吸一线耳，尚可为哉？

学者先分息之出入以求病情，既得其情。合之不爽，但统论呼吸。其何以分上、中、下三焦所主乎？噫，微矣！

问　诊（附　辨舌苔）

入国问俗，何况治病？本末之因，了然胸臆，然后投剂，百无一失。

（医，仁术也。仁人笃于情，则视人犹已。问其所苦，自无不到之处。《灵枢·师传》篇曰：入国问俗，入家问讳，上堂问礼，临病人间所便。使其受病本末，胸中洞然，而后或攻或补，何愁不中乎？）

人品起居

凡诊病者，先问何人，或男或女。（男女有阴阳之殊，脉色有逆顺之别，故必辨男女而察其所合也。）

或老或幼。（年长则求之于腑，年少则求之于经，年壮则求之于脏。)

或为仆妾。(在人下者,动静不能自由。)

寡妇师尼。(遭逢不偶,情多郁滞。)

形之肥瘦。(肥之多湿,瘦人多火之类,此宜在望条。然富贵之家多处重帏,故须详问。若不以衣帛覆手,则医者见其手亦可得其形之大略矣。)

次问得病起于何日。(病之新者,可攻;病之久者,可补。)

饮食胃气。(肝病好酸,心病好苦,脾病好甘,肺病好辛,肾病好咸。内热好冷,内寒好温。安谷则昌,绝谷则亡。)

梦寐有无。(阴盛则梦大水恐惧,阳盛则梦大火燔灼,阴阳俱盛则梦相杀毁伤。上盛则梦飞,下盛则梦堕。饱甚则梦与,饥甚则梦取。肝气盛则梦怒,肺气盛则梦哭。短虫多则梦聚众,长虫多则梦自击毁伤。)

嗜欲苦乐

问其嗜欲,以知其病。(物性不齐,各有嗜欲;声色臭味,各有相宜。)

好食某味,病在某脏,当分顺逆,以辨吉凶。(清阳化气,出乎天。故天以五气食入者,臊气入肝,焦气入心,香气入脾,腥气入肺,腐气入肾也。浊阴成味,出乎地。故地以五味食入者,酸先入肝,苦先入心,甘先入脾,辛先入肺,咸先入肾也。凡脏虚必求助于味,如肝虚者,欲食酸是也。此之谓顺应者易治。若心病而受咸，肺病而欲苦，脾弱而喜酸，肝病而好辣，肾病而嗜甘，此之谓逆候。病轻必危，重者必死。）

心喜热者，知其为寒；心喜冷者，知其为热。好静恶动，知其为虚；烦躁不宁，知其为实。伤食恶食，伤风恶风，伤寒恶寒。（此显然可证者，尤须详问。唯烦躁不宁者，亦有属虚，然必脉来无神，再以他证参之。）

或常纵酒。（纵酒者，不唯内有湿热，而且防其乘醉入房。）

或久斋素。（清虚故保寿之道，然亦有太枯槁而致病者，或斋素而偏嗜一物，如面筋、熟栗之类最为难化，故须详察。）

始终境遇，须辨三常。（《素问·疏五过论》篇曰：论方之常，谓常贵贱、常贫富、常苦乐也。）

封君败伤，及欲侯王。（封君败伤者，追悔已往；及欲侯王者，妄想将来。皆致病之因也。）

尝贵后贱，虽不中邪，病从内生，名曰脱营。（尝贵后贱者，其心屈辱，神气不伸，虽不中邪，而病生于内。营者，阴气也。营行脉中，心之所主，心志不舒，则血无以生，脉日以竭，故为脱营。）

尝富后贫，名曰失精。五气留连，病有所并。（尝富后贫者，忧煎日切，奉养日廉，故其五脏之精日加消败，是谓失精。精失则气衰，气衰则不运，故为留聚而病有所并矣。）

尝富大伤，斩筋绝脉，身体复行，令泽不息。（大伤谓甚劳甚苦也。故其筋如斩，脉如绝，以耗伤之故也。虽身体犹能复旧而行，然令泽不息矣。泽，精液也，息，生长也。）

故伤败结，留薄归阳，脓积寒炅。（故，旧也。言旧之所伤有所败结，血气留薄不散则郁而成热，归于阳分，故脓血蓄积，令人寒热交作也。）

暴乐暴苦，始乐后苦，皆伤精气，精气竭绝，形亦寻败。（乐则喜，喜则气缓；苦则悲，悲则气消信故苦乐失常，皆失精气，甚至竭绝而形体毁沮矣。）

暴怒伤阴，暴喜伤阳。（怒伤肝，肝藏血，故伤阴；喜伤心，心藏神，故伤阳。）

厥气上行，满脉去形。（厥气，逆气也。凡喜怒过度而伤其精气者，皆能令人气厥逆而上行，气逆于脉，故满脉；精脱于中，故去形。）

形乐志苦，病生于脉，治以灸刺。（形乐者，身无劳；志苦者，心多虑。心主脉，深思过虑，则脉病矣。脉病者。当治经络，故当随其宜而灸刺之也。）

形乐志乐，病生于肉，治以针石。（形乐者逸，志乐者闲。饱食终日，无所运动，多伤于脾，脾主肌肉，故病生焉。肉病者，或为卫气留，或为脓血聚，故当用针石取之。）

形苦志乐，病生于筋，治以熨引。（形苦者，身多劳；志乐者，心无虑。劳则伤筋，故病生于筋，熨以药熨，引谓导引。）

形苦志苦，病生咽嗌，调以甘药。（形苦志苦，必多忧思。忧则伤肺，思则伤脾，脾肺气伤，则虚而不行，气必滞矣。脾肺之脉，上循咽嗌，故病生焉。如人之悲忧过度，则喉咙咽哽，食饮难进。思虑过度，则上焦痞隔，咽中核塞，即其征也。《灵枢·邪气脏腑病形》篇有调以甘药，《终始》篇曰：将以甘药，不可饮以至剂。若《素问·血气形志篇》则曰：治之以百药者，误也。）

形数惊恐，经络不通，病生不仁，按摩醪药。（形体劳苦，数受惊恐，则亦不乐。其经络不通，而不生之病生，如病重不知寒热痛痒也，当治以按摩及饮之酒药，使血气宣畅。）

起居何似？（起居，凡一切房室之燥湿，坐卧之动静，所包者广。如肺病好曲，脾病好歌，肾病好吟，肝病好叫，心病好妄言之类，当一一审之。）

曾问损伤？（或饮食不当，或劳役不时，或为庸医攻补失宜。）

便利何如？（热则小便黄赤，大便硬塞；寒则小便澄白，下利清谷之类。）

曾服何药？（如服寒不验，服热不灵，察证与脉，思当变计。）

有无胀闷？（胸腹胀闷，或气、或血、或食、或寒、或虚，皆当以脉合之。）

性情常变，一一详明。（病者大都喜怒改常。）

病 证

问病不答，必系耳聋，即当询之，是素聋否？不则病久，或经汗下，过伤元气。问而懒答，唯点头者，是中气虚。昏愦不知，问是暴厥，抑是久病？妇人僵厥，多是中气，须问怒否？妇人凡病，当问月水或前或后，师尼寡妇气血凝滞，两尺多滑，不可言胎，室女亦同。心腹胀痛，须问旧新？产后须问坐草难易？恶露多少？饮食迟早？生子存亡？饮食失节，若问病处，按之而痛止者为虚，按之而痛甚者为实，痛而不易知为死血，痛无定者知其为气。凡问百病，昼则增剧，夜则安静，气病血否；夜则增剧，昼则安静，血病气否；昼热夜静，阳气独旺，入于阳分；昼静夜热，阳气下陷，入于阴中。昼夜俱热，重阳无阴，亟泻其阳而补其阴；昼夜俱寒，重阴无阳，亟泻其阴而补其阳。四肢作痛，天阴转甚，必问以前患霉疮否？

附 辨舌苔

张三锡曰：《金镜录》载三十六舌辨伤寒之深浅、吉凶，可称详备。然细讨究，不过阴阳、表里、寒热、虚实而已。陶节庵曰：伤寒邪在表，则舌无苔；热邪在表，则苔渐生，自白而黄、黄而黑，甚则黑裂矣。黑苔多凶，若根黑、或中黑、或尖黑、或属里热全黑，则热极而难治。常见白苔燥，虚而微热，或不得汗，或胃中少有饮而不行，宜温解。白苔滑，虚寒、冒寒，阳气不振，宜温。白苔起芒刺，津液不足，胃中有物，宜运动。黄苔，微热，热渐入里，或燥渴之象，宜清解。灰色苔，胃中有物，中气虚，热渴而不能消饮者，宜温解。黑色苔，热入里实，燥厚者宜下，滑润者，水困火宜温，虽黑而润，所谓水极似火也，不燥为异。

凡伤寒辨舌者，以舌属心而主火，寒为水也，水寒凌。外感挟内伤，宿食重而结于心下者，五六日舌渐黄，或中干而边润，名中焙舌，此则里热尚浅。若全干，无论黄黑，皆属里证，分轻重下之。若曾经下，或屡下不减，乃宿滞结于中宫也。询其脉之虚实，及中气何如？实者，润而下之；虚人神气不足，当生津固中气。有用生脉散对解毒汤而愈者，有用附子理中汤冷服而愈者，一则阴极似阳，一则阳极似阴，不可不辨。

白胎属寒，外证烦躁，欲坐卧于泥水中，乃阴寒逼其无根失守之火而然，脉大不鼓，当从阴证治；若不大，躁呕吐者，从食治之。

火，舌受其困。

产后辨舌者，以心主血也。《经》云：少阴气绝，则血不行。故舌紫黑者，为血先死。

凡见黑舌，要问曾食酸、甜、咸物能否染成黑色。凡视舌色虽有成见，亦必细审兼证及脉之虚实。不尔，恐有毫厘千里之谬。

面部图

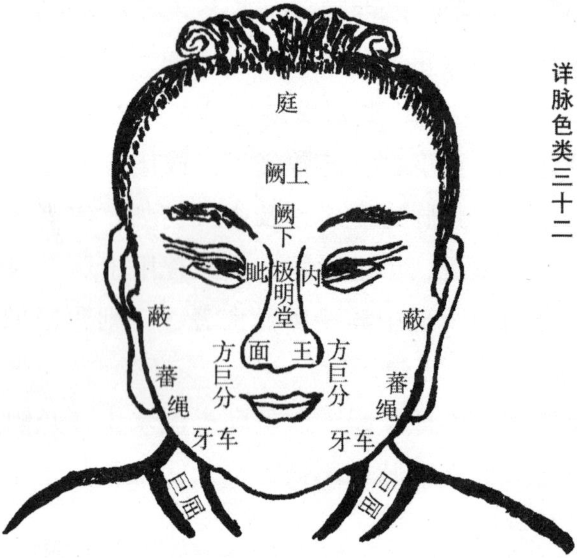

《五色篇》曰：明堂者，鼻也。阙者，眉间也。庭者，颜也。蕃者，颊侧也。蔽者，耳门也。其间欲方大，去之十步皆见于外。如是者，寿必中百岁。明堂骨高以起平以直，五脏次于中央，六腑挟其两侧，首面上于阙庭，王官在于下极，五脏安于胸中，真色以致，病色不见，明堂润泽以清，五官恶得无辨乎？

脏腑色见面部图

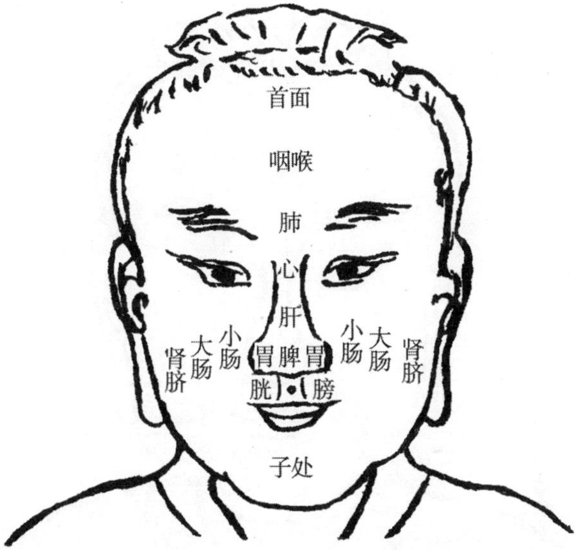

庭者，首面也。阙上者，咽喉也。阙中者，肺也。下极者，心也。直下者，肝也。肝左者，胆也。下者，脾也。方上者，胃也。中央者，大肠也。挟大肠者，肾也。当肾者，脐也。面王以上者，小肠也。面王以下者，膀胱子处也。

男子色在于面王为痛，下为卵痛，其圆茎痛。在女子为膀胱子处病，散为痛，抟为聚也。

肢节色见面部图

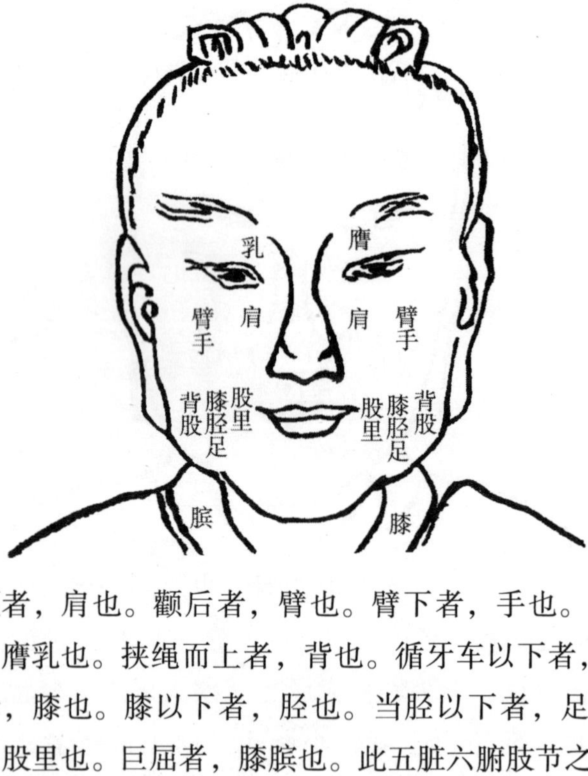

颧者，肩也。颧后者，臂也。臂下者，手也。目锐眦上者，膺乳也。挟绳而上者，背也。循牙车以下者，股也。中央者，膝也。膝以下者，胫也。当胫以下者，足也。巨分者，股里也。巨屈者，膝膑也。此五脏六腑肢节之部也。

图书在版编目（CIP）数据

脉贯／(清) 王贤著．—太原：山西科学技术出版社，2019.6（2022.7 重印）
（中医临床经典丛书）
ISBN 978－7－5377－5788－1

Ⅰ．①脉… Ⅱ．①王… Ⅲ．①脉学—中国—清代
Ⅳ．①R241.1

中国版本图书馆 CIP 数据核字（2019）第 018205 号

脉贯
MAIGUAN

出 版 人： 阎文凯
著　　者： 清·王　贤
校 注 者： 高丽娜
责任编辑： 王　璇
封面设计： 岳晓甜

出版发行： 山西出版传媒集团·山西科学技术出版社
地址：太原市建设南路 21 号　邮编：030012
编辑部电话： 0351－4922135
发行电话： 0351－4922121
经　　销： 各地新华书店
印　　刷： 运城日报印刷厂
网　　址： www.sxkxjscbs.com
微　　信： sxkjcbs

开　　本： 890mm×1240mm　1/32　印张：7
字　　数： 175 千字
版　　次： 2019 年 6 月第 1 版　2022 年 7 月山西第 3 次印刷

书　　号： ISBN 978－7－5377－5788－1
定　　价： 28.00 元

本社常年法律顾问： 王葆柯